医療・看護のためのやさしい統計学

基礎編

山田 覚 著

東京図書

R ＜日本複製権センター委託出版物＞

本書を無断で複写複製（コピー）することは，著作権法上の例外を除き，禁じられています．本書をコピーされる場合は，事前に日本複製権センター（電話：03-3401-2382）の許諾を受けてください．

はじめに

　看護系大学で看護管理学を担当していると，看護研究の相談がよくあります．たいていデータの分析方法を教えてほしいというものです．それではと，データを見せていただくと，何を目的としてそれらデータが採取されたのか，よくわからない場合が多々あります．データ採取の目的をうかがうと，それなりの返答はあるのですが，その目的を満たすことを考えてデータがとられているのかさらに確認すると，ほとんどの場合口を閉ざされてしまいます．なにか，意地悪じいさんのごとく痛い所を突いているようで，私としても少し気がひけますし，傍から見ていると，○○ハラスメントかと疑われる状況です．しかし，たしかに私は痛い所を突いているし，そこが確認されない限り，いくらデータがとれたとしても，何の分析もできないはずです．

　なぜ，このような相談が多いのでしょうか．それは，データをとった後で分析のことは考えればよいというように，研究過程を誤解されているのではないかと思うのです．目的を明確にしたら，次はその目的を満たすようなデータの分析方法を検討し，その分析方法を用いることができるようなデータのとり方を考えなければならないのです．データをとることは大変なことです．患者さんや看護職員などの人からデータをとるときはなおさらで，ミスは許されません．とりあえずとっておこうというのは，大変失礼な話ですし，倫理的にも問題があります．

　本書では，統計でいうといわゆるオーソドックスな構成となっています．それは，まず基礎固めを第一の目標としているからで，これが満たされなければ，いくら種々の統計手法を操れても，本来の研究目的は達成できません．また，基礎がしっかりしていれば，応用でミスをする確率ははるかに少なくなるはずです．私たちは統計の専門家になる必要はありません．道具として統計を用いるのですから，その道具で怪我をしない程度の知識と技術があればよいのです．最近パソコンの統計パッケージがいくつも開発され，統計を手軽に使える環境になりました．統計を操る基礎知識と技術がなくても，遊園地のゴーカートのごとく，統計パッケージを操縦することはできます．しかし，そこには怪我のリスクが潜んでいることを忘れないでください．

　本書は「月刊ナーシング」（学習研究社）1998年1月号から2001年3月号に連載されたものに加筆，修正を加えたものです．この連載は，1997（平成9）年度夏に日本人間工学会看護人間工学部会の総会が開催され，当初講演をお願いしていた先生のご都合が悪くなり，急遽私が代役として「看護の中のデータ分析 統計学超入門編」と題してお話をさせていただいたことがきっかけとなり始まりました．思えば，ひょんなところから人と人との繋がり，組織との繋がりができるものだなあと，人的資源管理も一つの柱である看護管理を担当する者として，ネットワーク生成の不思議を感じました．3年半の長きにわたり月刊ナーシングでお世話になった，学習研究社の中村雅彦氏，緒方隆士氏，松下亮一氏に心より感謝いたします．

　また，本書を加筆，修正するに当たって，東京図書の須藤静雄氏，宇佐美敦子氏，則松直樹氏のご助言を数多くいただきました．さすがに統計書を扱う出版社のプロの方々だなと，的を射たご指摘にただただ感心するばかりでした．忙しさに追われての加筆，修正作業でしたが，心強いパートナーを得て，楽しくもある毎日でした．各氏に心から深謝致します．

　最後に，遊んであげる時間が少なく，毎晩父親は夜勤に出ているものと思い込んでいる息子真と，そんな状態を支えてくれた妻裕子に感謝します．ありがとうございました．

2002年4月3日
初夏を思わせる陽気の中で

　　　　　　　　　　　　　　　　　　　　　　　　　　　　　　　　　　　　　　　山田　覚

目次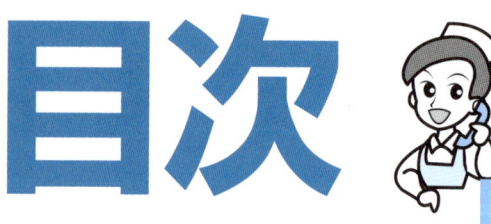

はじめに
本書のチャート vi

第1章 データの性質を把握しよう

1. 使う意図があってはじめてデータといえる！
   データの活用　2
2. データを斬る！
   尺度と数の性質・基礎統計　10
3. 子を見て親を知る！
   標本と母集団　19

第2章 データの分布から特徴を読みとろう

1. データをグラフで表現する
   確率・ヒストグラム　24
2. 分布のイメージをつかむ！
   種類と特徴　31

第3章 仮説を確かめよう

1. 統計の醍醐味
   検定の考え方　**44**
2. アナログデータのバラツキに違いはあるか？
   F検定　**51**
3. アナログデータの母平均に違いはあるか？
   t検定　**59**
4. デジタルデータ（実測値）と予測値は一致しているか？
   χ^2検定　**82**
5. 子から親を想像する
   推定の考え方　**110**

第4章 関連性を探ろう

1. 2つのグループに関係はあるか？
   相関分析　**118**
2. 2つのグループの関係を確かめる
   相関係数の検定　**125**
3. 順序の関係を探る
   順位相関分析　**131**
4. 名前で分析！？
   クラメールの関連指数　**137**
5. 性質の違うデータを分析する
   相関比　**143**

クイズ解答　156
索引　162

本書のチャート

統計学では，目的に応じた分析手法が用意されています．また，データの形や性質によっても，分析手法が異なってきます．
本書では，主な統計手法を基礎から解説しています．

● 基本的な統計処理

```
データの性質      →  データをとる    →  グラフを描い     →  サンプルから
を把握する                              てデータの特           母集団を読み
                                        徴を読みとる           とる（推定）
 第1章 2            第1章 3             第2章                  第3章 5
```

● 2つのグループの違いを調べる

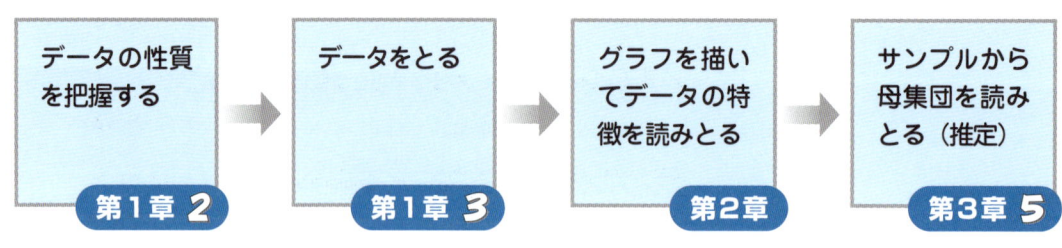

```
データの性質 ─→ 計数値           →  χ²検定で           注射薬ボトル
を把握する      （デジタルデータ）     実測値と理論       の破損件数は
                                       値の差を検定       月によって違
 第1章 2                                                   う？
                                        第3章 4

      ↓
    計量値        →  データに       →  F検定で            西日本と東日本
  （アナログデータ）    対応がない        分散（バラツキ）    では塩分摂取量
                                        の差を検定          に差があるか？
      ↓
    データに                                第3章 2
    対応がある
                                          ↓            ↓
                                     分散に差がある   分散に差がない
      ↓                                   ↓              ↓
  t検定で         スポーツジムは      ウェルチの検       t検定で
  対応のある      ダイエットに効      定（t検定）で      対応のない
  データの平均    果があるか？        平均値の差を       データの平均
  値の差を検定   （ジムに通う前       検定               値の差を検定
                 と後で違いがあ
   第3章 3       るか？)              第3章 3            第3章 3
```

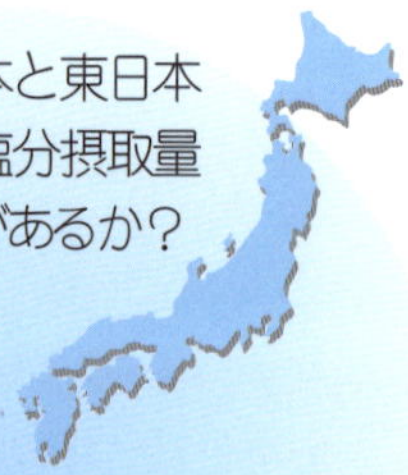

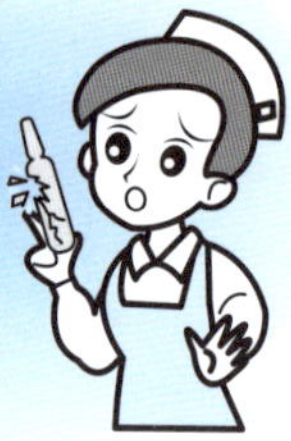

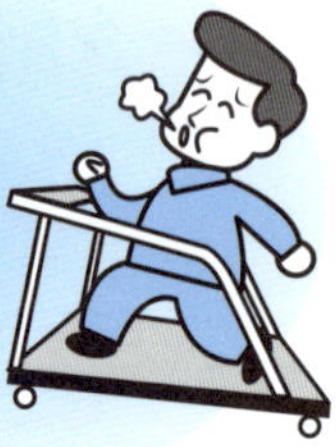

2つのグループの関係を探る —— 相関分析

```
データの性質       →  数値(定量)    →  ピアソンの        →  相関係数の
を把握する            データ           積率相関係数         検定
第1章 2                              第4章 1              第4章 2
   ↓
事実(定性)
データ
   ↓         ↓
順序尺度    名義尺度
どうし      どうし
   ↓         ↓
スピアマンの  クラメールの
順位相関係数  関連指数
第4章 3      第4章 4
```

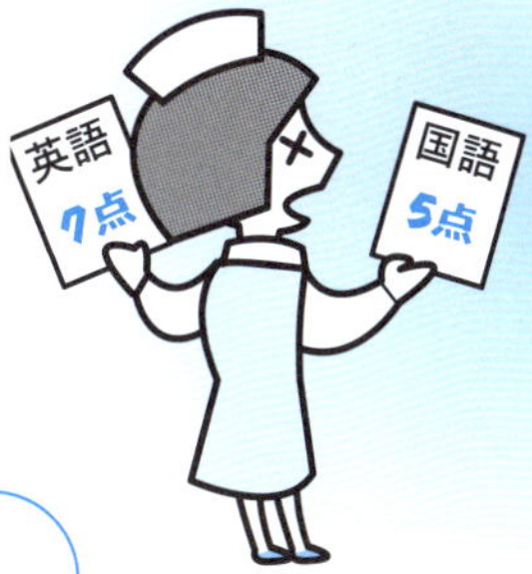

国語の点数の いい人は 英語の点数も いい?

好きなサッカー チームの傾向は 同じ?

年齢層によって 好きなサッカー チームがある?

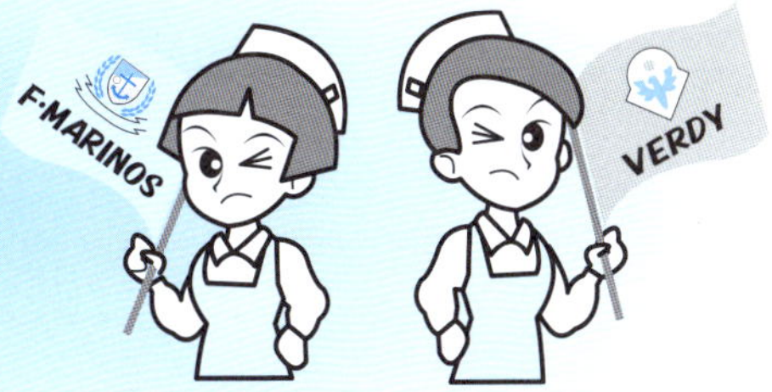

```
   ↓
尺度の違う   →  相関比・
ものどうし       尺度の変換
                第4章 5
```

患者によって血圧が違うか?
体重の重い人は血圧が高く,体重の軽い人 は血圧が低い?
看護師Aは超過勤務が多い傾向にある?

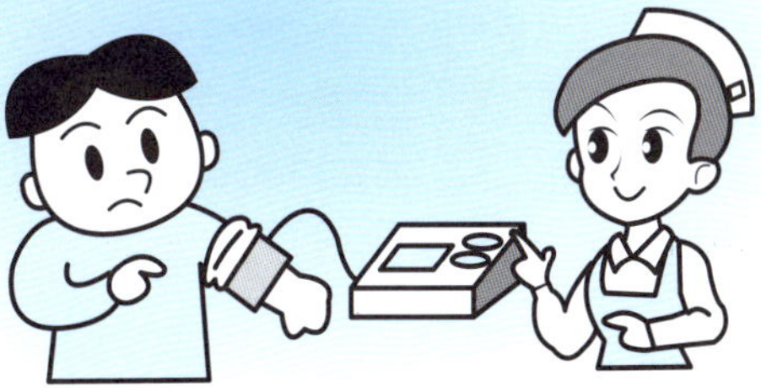

本書の姉妹書『医療・看護のためのやさしい統計学 解析編』では，下記の統計手法について解説しています．

 原因を探る

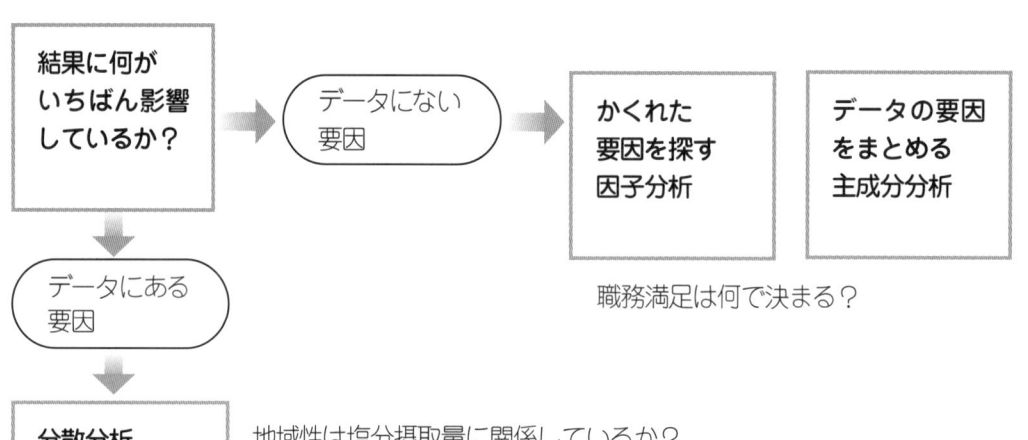

 予測する

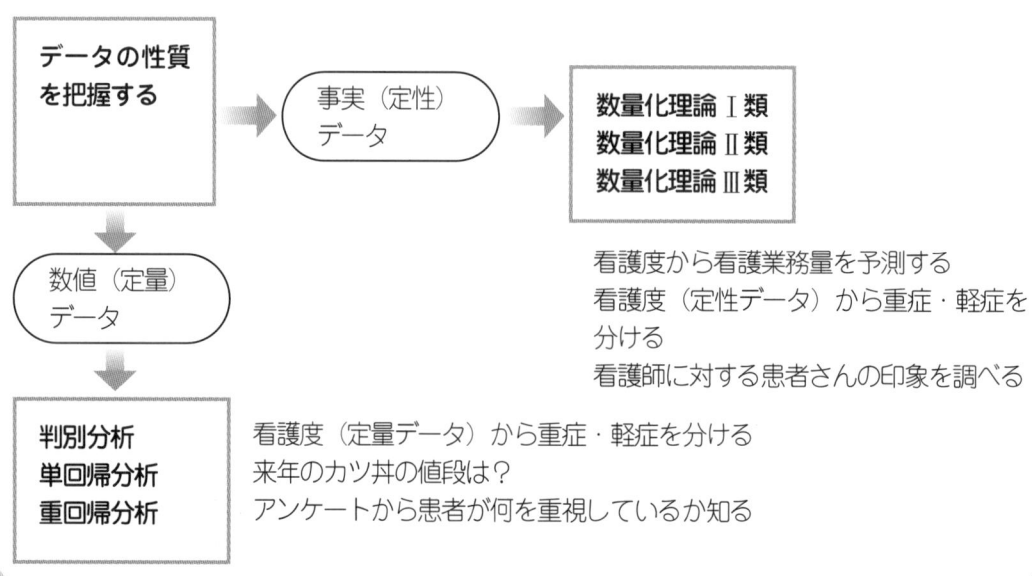

第1章

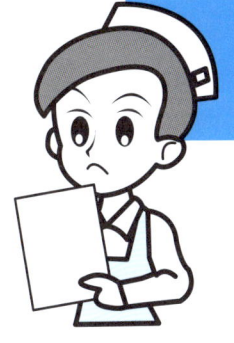

データの性質を把握しよう

1 使う意図があってはじめてデータといえる！
　　　　　　　　　　　　　　データの活用

2 データを斬る！
　　　　　　　　　　尺度と数の性質・基礎統計

3 子を見て親を知る！
　　　　　　　　　　　　　　標本と母集団

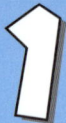

使う意図があってはじめてデータといえる！
データの活用

明確な目的をもってデータを集めることが大切．
統計的分析方法は学問でなく道具．「習うより慣れろ」でデータを活用しよう．

単なる情報をデータとして活用するには

"看護の現場にはデータがたくさん転がっている"ということをよく耳にします．たしかに看護はある側面では情報戦といえますから，データらしき情報はたくさんあるでしょう．しかし，データと情報は異なります．いろいろな定義があるでしょうが，**情報**は役に立つものもあれば見過ごすものもあり，私たちの意図にかかわらず存在します．

しかし，**データ**は違います．意図がなければデータとはいえません．

たとえば，ナースコールの回数は単なる情報でしょうか？ あるいはデータでしょうか？ 申し送りのときに

「Aさんは昨夜何回もナースコールを押されて……．精神的に不安定なようで……」

というように報告されたら，これは申し送られた方にとって看護に役立つ情報でしょうか？

具体的に何回ナースコールを押したかはわかりません．ナースコールが多かったというだけのあいまいな情報です．

しかし，お気づきのとおり，この情報からはAさんの状態が読みとれます．Aさんにどのように対処したらよいか，具体的に看護のなかで活かすことができます．

この場合，ナースコールの回数の程度は客観的な数字ではありませんが，このような役に立つ情報を「データ」といいます．

逆に，具体的にナースコールの回数が正確にカウントされ，データらしき形態をしていたとしても，それが看護に役立たなければ，その情報はデータとはいえません（表1）．

表1 昨夜のナースコールの回数

回　数	Aさん	Bさん	Cさん
10回〜	○		
5回〜			
3回〜			○
1回〜		○	

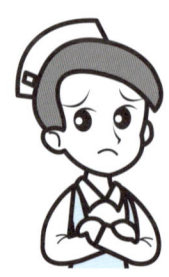

「多かった」というだけのあいまいな情報も，統計的方法を用いればデータとしてきちんと分析できます．

統計的方法は，このデータを分析するものです．分析の目的は，その結果を何らかの役に立てようとするものです．

ですから統計的方法を用いるときは，その方法があるからやってみるというのではなく，**明確な目的をもって行うようにします．**

多少の試行錯誤はかまいません．実際，この本では「とりあえずやってみよう」ということが多々あります．

心配されるような，厳密な話ではありません．統計的分析方法を使いこなすことは，1つの技術にすぎないと私は考えています．

車の構造は詳しくわからなくても，運転免許がとれて車の運転ができればいいわけです．したがって，「**習うより慣れろ**」の世界です．

看護の現場には情報を活用できるデータがいっぱい！

看護の分野でデータという言葉を聞くと，看護研究を連想されると思います．

たしかに，看護研究は看護の現場で感じた疑問を科学的に探求していくことです．「科学的」に現象や事実を扱おうとしたら，統計的方法が必要になるでしょう．

しかし，看護研究のためだけに統計的方法があるのではありません．実は，日常私たちは"データらしきもの"のなかで仕事をしているのです．

たとえばなにげなく（明確な目的はありますが，作業としては「なにげなく」という意味で）定期的に計測しているバイタルサインズもデータです．遅刻の回数だって労務管理の観点からみればデータになります．

つまり，看護の現場では，**統計的方法を用いればもっと情報を活用できるデータがたくさんあるわけです**．特別な目的をもったデータ分析も大切ですが，日常のルーチンワークで扱うデータ分析も，日常業務を管理していく観点からとても大切です．

ただ，明確な目的なしにデータを扱うことは時間のむだにつながります．重大な意思決定を誤る危険さえあります．

統計的方法は看護の現場にとっては**分析ツール（道具）**にすぎません．道具であるならば有効に活用していかないと，

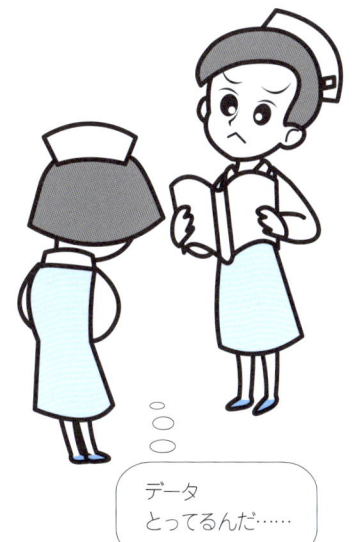

あなたは月平均6日，各18.256分遅刻してますね！

データとってるんだ……

大変もったいないことになります．

　使って減ることはありません．むしろ使えば使うほど，次に使うときにはさらに有効に，かつ短時間で使えるようになるでしょう．

　そこでこの本では，看護研究にかかわるデータ分析はもちろんのこと，日常の看護業務のなかで出合うデータも，分析の対象としていきます．

専門的な統計学よりも統計的方法の習得を

　お気づきのことと思いますが，私は**統計的方法**という言葉を多用してきました．それは，いわゆる**統計学**とは区別をしたかったからです．

　統計学はやはり数学の一分野で，専門的でとっつきにくい感じがします．しかし，私たちは統計学の学者をめざしているわけではありません．前にも述べましたが，**統計学を道具として使っていきたい**と思っているだけです．

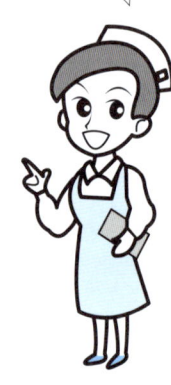

統計はまず慣れること！

　そこで，「統計学」ではいかにも学問的なので，「統計的方法」といい換えています．

　ですから肩の力を抜いて，ある道具の操作方法を習う，いや慣れると考えてください．

　ここでは統計的方法（今後，統計とか統計手法ということもあります）を用いた分析の例題を示します．ただし，統計手法を解説するのではなく，たとえばこのようにすれば問題が整理・解決でき，そのときに統計がどのようにかかわってくるかを紹介します．

　さきほど，統計はツール（道具）だといいました．道具のもっている機能を十分に発揮させること，つまり道具を効率よく扱うことは技術です．統計を使うことが技術であれば，理論的な側面ばかりでなく，実践を通した体験で会得される側面も大きいはずです．

　したがって，統計手法の詳細については，適宜解説していきます．わからないことが出てくるかもしれませんが，とりあえず事例を体験してみましょう．

　車がなぜ動くかを勉強することも必要ですが，まずは乗って，運転してみることです．運転ができなければ，助手席に試乗しているつもりで体験してください．

データをとるためには質問の吟味を

「あなたの好きな食べ物は何ですか？」

　唐突にこんな質問をされても困るでしょう．データをとる方法として

は，よい聞き方ではありません．どのようにデータをとるかについては，今後統計手法を解説しながら適宜説明しますが，この場合
「好きな丼ものは何ですか？」
と聞かれたら，すぐに答えられると思います．

要は**聞かれる人の立場に立てば，おのずとどんな聞き方がよいのかが**わかってくるはずです．

理屈としては
「肉と魚とどちらが好きか」
「和食と洋食ではどちらが好きか」
など，どの要素について聞くのかという，質問の吟味がされていなかったから困ってしまうのです．

話が少し道からそれてしまったようですが，「理論」と「実際」の両輪は，いつもしっかりとしていないといけないということです．

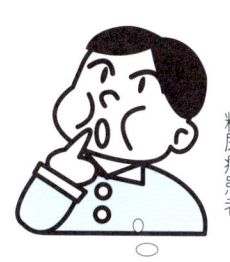

■ カツ丼の2002年の値段を予測する

さて，話を戻しましょう．私は丼ものではカツ丼が大好きです．それも上等なヒレ肉のカツではなく，脂身のあるロースが最高です．

私は自分の好みに合う，大変おいしくて安いとんカツ屋を知っています．そのとんカツ屋のロースカツ丼は2001年現在720円です．毎年小刻みに値段が上がってきており，安くおいしいものをという店の苦労がわかります．

2000年は700円でした．1999年は650円，その前は630円，そして1997年には600円でした．

これらの値段はデータです．このデータを用いて2002年の値段を予測してみましょう．

ただし，データが文章のなかに記述されていてもよくわかりません．そこで，これらのデータを整理してみます．まずは，**表を作成**してみましょう．

表2のようになりました．

文章よりは，ずっと値段の移り変わりがわかるようになりました．しかし，2002年にいくらになるかは，見当がつきません．

予測するときは，年ごとの差額を計算したくなるのが人情（？）です．その場合には「前年との差額」という欄を表に追加する必要も出てきます（表3）．

「年別カツ丼の値段」と「前年との差額」の情報をまとめ

表2　年別カツ丼の値段

年	値段（円）
1997	600
1998	630
1999	650
2000	700
2001	720

表3　年別カツ丼の値段と前年との差額

年	値段（円）	差額（円）
1997	600	
1998	630	30
1999	650	20
2000	700	50
2001	720	20

て表現する方法があります．それは**データを視覚化**（ビジュアル化）することで，具体的にいうと，**グラフ化**することです．

このデータをグラフにしてみると図1のようになりました．

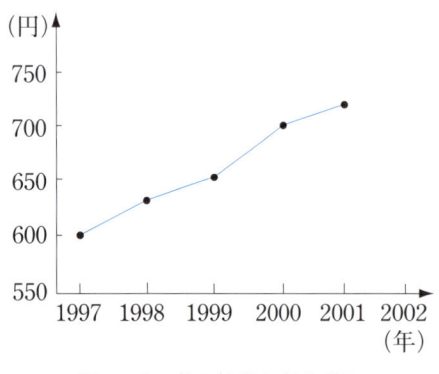

図1　カツ丼の値段を表すグラフ

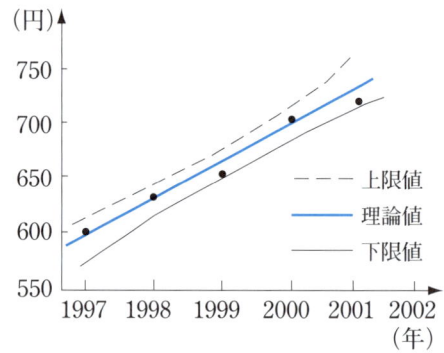

図2　カツ丼の値段の推測

このグラフから，それぞれの年のカツ丼の値段はもちろん，前年との差額が感覚的に理解できます．また，さらに全体の傾向から，2002年の値段がいくらになるかが予測できそうな気もします．

例としてカツ丼の値段をデータとして表現する方法をお話ししましたが，このグラフによる表現方法も統計の重要な手法の1つです．

データを加工する前にそれを整理することは，非常に単純ではありますが，きわめて重要な概念です．統計とはデータを数学的に加工することばかりではなく，**データを整理する**ことも含むのです．

このデータのことを**ローデータ**（生データ）とよびます．そして，加工をする前にこのローデータを十分にながめ，分析の目的をどうやって達成するか，作戦を練るのです．

ですから作戦がうまく立てられないと，データの調理方法を間違えてしまうこともあります．

さて，図1の年ごとの値段を線で結んでみると，ほぼ直線にそった値上がりの仕方をしていることがわかります．つまり直線を引くことで2002年の予測がつけられそうです．

これは，5つのデータをすべて同等に満たすような直線を引くという制約のもとで値段を予測しようとしています．

この直線は，**単回帰分析**の**回帰直線**とよばれるもので，この回帰直線とその上限値・下限値を図2に示します．

いずれにしても，この範囲のなかで値段は上がっていくことが予測できるのです．

表より
グラフの方が
わかりやすいですね

■ 単回帰分析
回帰分析は代表的な予測分析で，予測をしたい変数（目的変数という）とそれを説明する説明変数から構成される．この回帰分析のなかで，説明変数が1つだけの場合を単回帰分析という．説明変数（この場合は「年」）が決まると，目的変数（この場合はカツ丼の「値段」）を予測する直線を引く分析（詳しくは姉妹書『医療・看護のためのやさしい統計学　解析編』で説明）．

■ 回帰直線
回帰分析で求められた直線．

カーテンの色は何色がいい？

病室のカーテンを新しいものに取り替える計画があり，ある看護師の提案で患者さんの意見を聞いてみようということになりました．

カーテンの色は，白，クリーム，ベージュ，水色，グレーの5種類を，好みの程度を表す**評価尺度**は次の5段階を用意したそうです．

1：嫌い，2：やや嫌い，3：どちらでもない，4：やや好き，5：好き

10人の患者さんに意見を聞いたあとで，看護師はこんなことを言ってきました．

「患者さんが好むカーテンの色を調べたら表4のようになりました．ところが白とクリームが同じ平均得点で，両方1番なんです．どちらの色にすべきでしょうか？」

たしかに両方とも平均得点が4.1点です．平均値という**統計量**を使って，統計的な分析をしているようです．

平均値を求めることは，立派な統計的分析です．でも，これだけではどちらがよいかの判断はできなかったわけです．

それでは，患者さんからのデータを用いて，病室のカーテンの色を決めようという目的に合ったデータ分析は，さらにどのようにすればよいのでしょうか？

ローデータをのぞいてみましょう．

白には，最高点の5点をつけた人も多いのですが，4点の人は1人もいませんし，3点が3人，2点の人も1人います．

それに対してクリームは，5点をつけた人は3人しかいませんが，2点をつけた人は1人もいませんし，4点をつけた人は5人もいます．

つまり，白とクリームの得点は，平均は同じですが，得点のバラツキが違うことがわかります．

それでは視覚的に理解するために，**ヒストグラム**（棒柱グラフ）を描いてみましょう．

図3と図4に示したように，白とクリームではデータのバラツキに違いがあります．白に最高点をつけた人は多

■ 評価尺度
評定尺度ともいう．姉妹書『解析編』62ページ参照．
（参考文献：『プログラム学習による人間工学入門』師岡孝次，山田覚著，建帛社，1997）

■ 統計量
統計的な方法で分析され，その結果得られた数値を統計量という．たとえば，平均値や，データのバラツキを示す数値，データ群の最大値と最小値の幅（範囲）など．
詳しい説明は14ページ．

■ ヒストグラム
詳しい説明は26ページ．

表4　患者さんが好むカーテンの色

色 患者	白	クリーム	ベージュ	水色	グレー
A	5	3	3	2	1
B	3	5	3	2	1
C	5	4	3	2	2
D	5	3	4	4	2
E	5	4	3	2	1
F	2	4	5	1	3
G	3	5	4	1	2
H	5	4	3	2	2
I	5	4	3	3	2
J	3	5	4	2	1
合計	41	41	35	22	17
平均	4.1	4.1	3.5	2.2	1.7

白とクリームどちらが好まれている？
平均値だけではわからない

いのですが，2点をつけた人，つまりあまり好ましくない（やや嫌い）と思っている人もいるということです．

　クリームは4点を中心に左右にバラツキ，おおむね好ましい傾向にあると判断してよいようです．

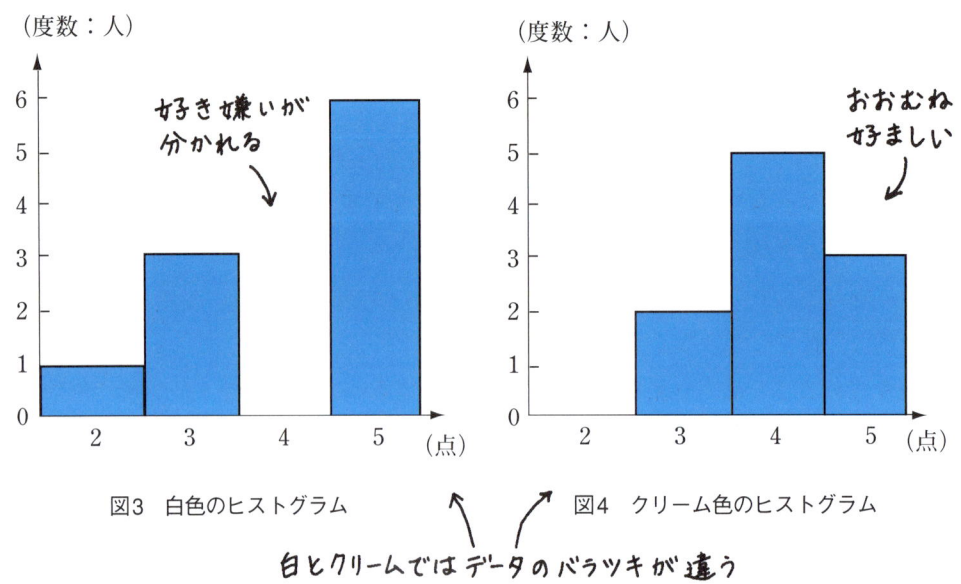

図3　白色のヒストグラム　　図4　クリーム色のヒストグラム

　このバラツキの程度を測る尺度として標準偏差があります．この尺度を用いて白とクリームのデータのバラツキを表現すると，白が1.14点でクリームが0.70点になります．

　標準偏差という尺度を用いれば，白のデータはクリームのデータの約1.5倍のバラツキがあることがわかります．バラツキの少ないクリームの方が好感度が高いと判断してよいでしょう．

　ヒストグラムを描くこと自体，立派な統計手法の活用です．さらに標準偏差を計算してバラツキを検討すれば，この場合，ほぼ十分でしょう．

　つまり目的を達成する，すなわちカーテンの色はどれがよいかという問題に解答が出せればそれでよいわけです．

　このように，あくまでも統計は道具なので，目的を達成したらそれ以上の投資は必要ないのです．

■ 標準偏差
データのバラツキを示す1つの表現方法．計算方法など詳しい説明は15ページ．

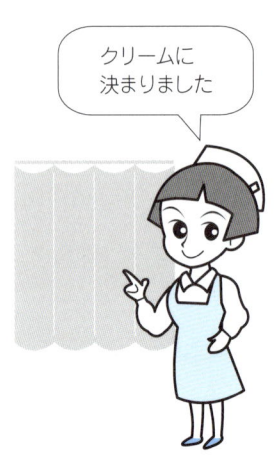

クリームに決まりました

私には甥と姪が4人います．お正月になると毎年お年玉をいくらにするかで悩みます．表5はある姪にあげた，過去7年間のお年玉のデータ……ということにしましょう．実際には百円単位のお年玉はあまりありませんが，例として考えてください．

さて，例年と同様の傾向でお年玉をあげるとしたら，私は2002年にはこの姪にいくらあげるべきでしょうか？

今回の話の復習問題として，このクイズを検討してみてください．ただし，回帰分析の手法を期待しているわけではありません．

（ヒント）カツ丼の値段の話を参考にしてください．

表5　姪のお年玉の推移

年	お年玉（円）
1995	3000
1996	3500
1997	3700
1998	4000
1999	5000
2000	6500
2001	7000
2002	?

答は156ページ

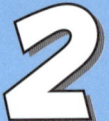

2 データを斬る！
尺度と数の性質・基礎統計

尺度と基礎統計は統計を学ぶ上で重要な基礎知識.
どんな高度な統計手法を用いても，データをとるときに尺度を間違えていたら，すべてが水の泡．尺度に合った統計手法を選ばなければ意味がない！

「一」という数字にもいろいろな意味がある
—— 「尺度」と「数」の種類

2ページでは，明確な目的がなければデータとはいわないとお話ししました．それでは，そのデータを分類するための代表的な切り口には，何があるのでしょう．

1つはいわゆる**尺度**といわれる切り口で，もう1つは**数値データの性質**に関する切り口です．

■ データの切り口① 尺度の話

たとえば「一」という数字に単位をつけるとしたら，あなたはどんな単位をつけますか？

一人，一メートル，一番，名前の一さん（「さん」は正確には単位ではありませんが）……，いろいろな単位がつきます．このように，1つの数字も単位しだいでいろいろな性質をもちます．その性質を表すものが尺度です．主な尺度を整理すると，表1のようになります．

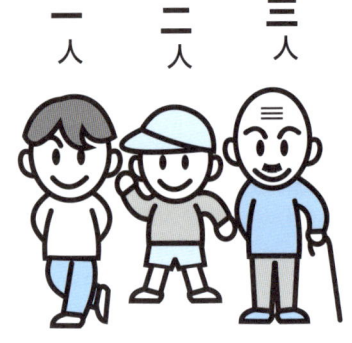

これから各尺度のデータの性質を説明していきます．この性質を知らないと，どんな統計手法を使えばよいかが判断できません．データの性質を考慮せずに分析してしまうと，痛い目にあうこともあるのです．

データの性質を知ることは，統計の第一歩ともいうべき，

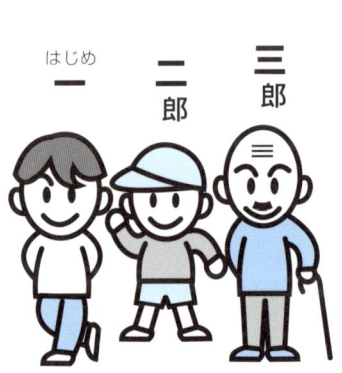

表1 尺度の性質

	尺度の種類	同一性 （= ≠）	順序性 （> <）	加法性 （+ -）	等比性 （+ - × ÷）
数　値 （定量データ）	比例尺度	○	○	○	○
	間隔尺度	○	○	○	
事　実 （定性データ）	順序尺度（序数尺度）	○	○		
	名義尺度	○			

とても重要な知識です．

1 間隔尺度

単位でいうと，体温や気温などの温度（℃）がこれにあたります．この尺度においては，数値の等価性（同じ単位）が保証されているので，足し算や引き算は意味があります．つまり，50℃から40℃を引いた値，つまり差の10℃は，30℃から20℃を引いた値10℃と等しいということです（50℃−40℃＝30℃−20℃）．

一方，かけ算や割り算は意味がありません．それは，尺度の<u>原点（0℃）が任意に決められている</u>ため，たとえば−5℃の3倍は−15℃かというと，そうではありません．

しかし，ここで10℃＋10℃を数学的に10℃×（1＋1）と書き換えたらどうでしょう．10℃×2，すなわち10℃の2倍ということになり，かけ算が成立します．

つまり，原点が任意に設定されている尺度は，**基本的にはかけ算と割り算ができません**が，原点から離れたところでは，**必要に応じて四則演算**（足し算，引き算，かけ算，割り算）**が可能**であることも覚えておきましょう．四則演算をするときは，単に計算すればよいのではありません．その意味をよく考える必要があるということです．

■ 原点が任意に決められている
この場合，水が凍る温度を0℃として，便宜上決めた原点だという意味．
−5℃の3倍は−15℃かというと，計算上はそうなるが，暖かさで考えるとどうだろうか．
もし，0℃がまったく寒くないとすれば，−5℃の寒さの3倍は，−15℃の寒さであると考えられるが，0℃はそれなりに寒い温度で，寒さがまったくないわけではない．また，暖かさという見方をした場合，−5℃の暖かさの3倍の暖かさが，それよりも寒い−15℃になるのは納得がいかない．これら実際の計算と，寒さや暖かさの感覚の違いをもたらす原因が，原点の決め方にある．
絶対温度の零度は摂氏でいうと−273.15℃だが，これを原点として考えると，−5℃は絶対温度でいう268.15K（ケルビン：絶対温度の単位）で，−5℃の3倍は804.45Kになり，268.15Kという暖かさの3倍が，804.45Kなのだとわかる．しかし，絶対温度で表したとしても，絶対温度零度の−273.15℃の世界は，原子・分子の熱運動がまったくなくなり，完全に静止すると考えられる温度を示しているにすぎない．つまり，これも任意に原点を決めているのである．ただ，絶対零度未満の世界を測ることはできないので，そんな世界はないと考えれば，40Kの3倍の暖かさが，120Kであると考えられ，矛盾は感じない．
しかし，前述のとおり摂氏の世界では，「30℃は10℃の3倍暖かい」とはいえない．我々は摂氏のマイナスの温度の世界を知っているので，その矛盾に気づくことができる．
ここで10℃の3倍を10℃＋10℃＋10℃と表現し，数学的に10℃×(1＋1＋1)と書き換えたらどうだろうか．10℃×3，すなわち10℃の3倍ということになる．
原点をまたいで議論しない，あるいはプラスならプラスの世界，マイナスならマイナスの世界のなかだけで議論すれば，かけ算にさほど違和感を覚えることはない．ただし，このかけ算は，10℃の3倍を10℃＋10℃＋10℃と表現し，10℃×(1＋1＋1)で10℃×3＝30℃であるという，等価性をベースにしていることを覚えておく必要がある．つまり，「暖かさ」の3倍を表しているわけではなく，原点（0℃）からの暖かさの3倍を表している．

2 比例尺度

比例というと，なんとなく直接とらえにくい尺度のような気がしますが，単位でいうと，身長のcmや体重のkgがこの尺度にあたります．

比例尺度は間隔尺度の性質に加え，原点が一意に決まるという性質をもっています．液体の量を示すℓや，時間，お金の単位などもこれにあたります．この尺度は**四則演算が可能**です．

■一意
温度の場合は任意に原点が決められているが，測ろうとするものがまったくない状態を原点と考えた場合がこれにあたる．誰が定義しても，同様に原点を定めることになる．

3 順序尺度（序数尺度）

1番とか2番とかがこれにあたります．100m走（表2）で1番の人と3番の人を足すと4番の人になってしまう（1＋3＝4）？　そんなバカなことはありません．

また，2人分だから

$$\frac{1+3}{2}=2$$

と2で割ればよい？　これもたしかに2番は1番と3番の間ですから，一見理屈に合っているような気がします．

しかし，実際の記録は表に示したとおりで，1番と3番の人の平均は

$$\frac{10.4+11.2}{2}=10.8秒$$

で2番の人の10.6秒より遅く，順位は2番にはなりません．

このように，順序尺度は順序関係を表しているだけで，**四則演算には意味がありません**．

表2　100m走のタイム

順位	タイム（秒）
1	10.4
2	10.6
3	11.2
4	11.4

4 名義尺度

人の名前などがこれにあたります．患者さんの出身地，血液型，性別といったデータは名義尺度といえます．順序尺度も広い意味では名義尺度といってもよいでしょう．

ただし，この場合は序列に意味をもたない場合です．つまり，名義尺度は単なる符号であり，ほかとの区別を表す尺度です．当然のことながら，**四則演算は意味をもちません**．

以上により，各尺度の性質を整理すると，次のようになります（間隔尺度と比例尺度は数値データなので1つと考えます）．

間隔尺度・比例尺度＞順序尺度＞名義尺度

名義尺度は，ほかのものと区別するという情報しかありませんが，順序尺度は区別するだけでなく，順序を示す情報ももっています．また，

間隔尺度と比例尺度はそれらに加え，四則演算を可能にする情報を備えています．

したがって，データをとろうとするとき，名義尺度よりは順序尺度，順序尺度よりは間隔尺度・比例尺度の方が，より多くの情報を得ることにつながります．

目的にもよりますが，より高度な尺度を用いておけば，データ採取後にその程度を下げることは，いくらでも自由に行えます．

■ データの切り口② 計量値と計数値の話

さきほどの「一」の単位を見てください．1メートルは比例尺度で，1番は順序尺度，一さんは名義尺度でした．では「一人」はどんな尺度なのでしょうか？

間隔尺度とは思えません．では比例尺度でしょうか？100人の2分の1は50人だとか，この病棟の患者数はちょうど隣の病棟の2倍だとか，こういう数値は四則演算ができそうです．これも比例尺度の1つなのですが，cmやkgとはちょっと性質が違いそうです．

この観点が，**計量値**と**計数値**という違いになります．統計で扱うデータは数値が多く，前述したとおり，データの違いによって分析する方法が異なってきます．ですから，計量値と計数値の違いをしっかり把握しておかないと，誤った分析をすることになります．

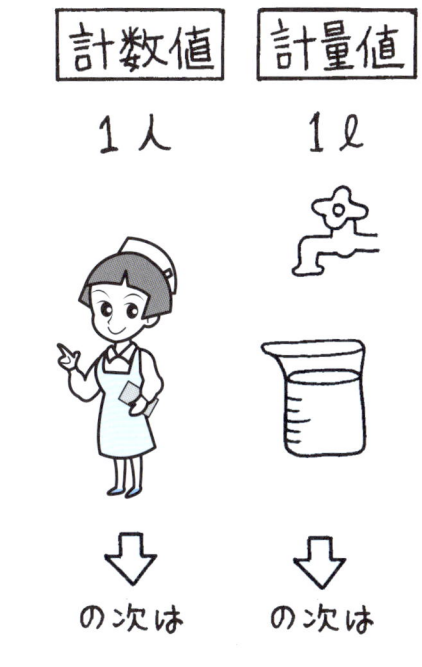

1 計量値

比例尺度のほとんどは計量値といってよいでしょう．計量値とは**連続的**なデータで，アナログデータともよばれています．単位でいえば，cm，kg，mℓなどです．計量値で示される量は，小数点以下の値も存在します．

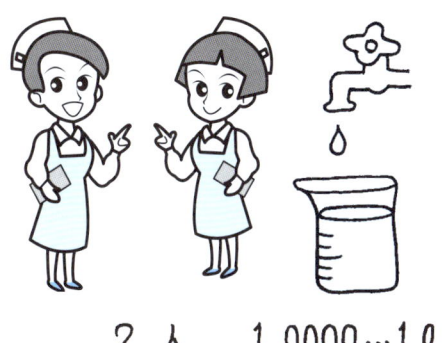

2 計数値

計数値とは**離散的**なデータで，デジタルデータともよばれています．いわゆる"ものさし"がなく，カウントすることにより得られるデータで，人の数もこれにあたります．

人は，1人とか2人とか数え，現実的には1.5人は存在しません．

しかし，平均患者数を計算すると，小数点以下の人が存在することに

■ 離散的
とびとびの数値をとること．

なります．便宜上このようなことがよく起こりますが，離散的な計数値には変わりありません．元のデータの性質は変わらないのです．

計量値と計数値の見きわめ方は，小数点以下の状態が現実的に存在するかしないかで判断します．

3　元のデータの性質

元になる数値の性質がわかっていても，計算するとどうなってしまうのか，わからなくなることがよくあります．

そこで，計量値と計数値の計算上での数値の性質をまとめておきます．

かけ算の場合，元になる数値を何倍しても単位は変化しませんから，元の数値の性質をそのままもつことになります．

たとえば，250mlのジュースを3本買ったら

　　　250ml（計量値）×3本（計数値）＝750ml

になり，mlという計量値になります．計算された結果は何を表すか考えれば，おのずと単位がわかってくるでしょう．

割り算の場合はどうでしょう．4つのパターンに整理すると右のようになります．

つまり計算された数値は，**分子にある数値の性質が受け継がれる**ことになります．

■ $\dfrac{計量値}{計量値}$ ＝計量値
たとえば点滴の単位時間あたりの滴下量．
単位：ml／時間

■ $\dfrac{計量値}{計数値}$ ＝計量値
たとえば患者1人あたりの蒸留水の使用量．
単位：l／人

■ $\dfrac{計数値}{計量値}$ ＝計数値
たとえば単位時間あたりのナースコールの回数．
単位：回／時間

■ $\dfrac{計数値}{計数値}$ ＝計数値
たとえば患者1人あたりのタオルの使用量．
単位：枚／人

基礎の基礎ともいえる平均値と標準偏差 ── 基礎統計の話

平均値 ── 代表値を示す

「あるグループを代表する」というとき，何をもって「代表する」というのでしょう．

たとえば，あるクラスの数学の成績の平均点が65点だったとしましょう．これは，そのクラスの数学の能力を表す値，つまり，クラスに所属する生徒の数学の能力の代表値といえます．平均値は，私たちはなにげなく日常的に使っていますが，40人もいるクラスの数学の能力の状況を1つの数字で表せるような，たいした数値なのです．

実際の計算はどうでしょう．平均値を求めるためには，まずそれぞれの生徒のテストの結果がわからないといけません．それをすべて足し合わせ，そして足し合わせたデータ数で割るわけです．

つまり，平均値を計算するときには，すべての生徒のテスト結果が同等に扱われ，同等に貢献しているのです．すなわち，みんなの意見を取りまとめた，代表値なのです．

標準偏差 ── バラツキを示す

次の計算を見てみましょう．

$$1+2+3+4+5+6+7+8+9=45 \quad \cdots\cdots \quad 平均値は \frac{45}{9}=5$$

$$3+3+4+4+5+6+6+7+7=45 \quad \cdots\cdots \quad 平均値は \frac{45}{9}=5$$

代表値という観点からは同じ平均値ですが，9つのデータを眺めてみると，何かしっくりきません．なぜでしょう．

初めのデータ群は，1から9までの数字により，幅広く構成されていますが，2番目のデータ群は，1，2や8，9という端の数字がなく，平均の5前後の数字により構成されています（図1，2）．

グループを代表しているはずの平均値は同じですが，明らかにこの2つのグループは違うと考えるのが普通でしょう．では，そのグループの性質を表すほかの切り口はないものでしょうか．

そこで登場するのが**標準偏差**といわれる考え方です．いわゆる**バラツキ**を表せばよいのです．いくつかの数，つまりデータで構成されるグループの性質は，ほとんど平均値とバラツキで表すことができます（もちろん平均値のみで表せるものもありますが）．

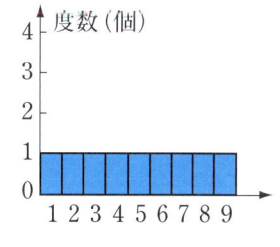

図1　データ群1

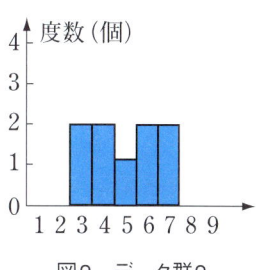

図2　データ群2

1　隔たりの表し方 ── 偏差

では，バラツキはどのように表したらよいのでしょう．

あるデータ群を代表する数値が平均値でした．各データはその平均値のまわりにばらついています．したがって，各データの平均値からの隔たりを考えてみましょう．では，隔たりはどのように表すか？

各データから平均値を引けばよいのです．各データを x を使って表すと，1番目のデータは x_1，2番目のデータは x_2，n 番目のデータは x_n となります．今後，このような表現を使っていきます．

それでは，もう1つ一般的なデータの表し方を覚えておきましょう．それは1〜n 個のデータのうちの i 番目のデータの表し方です．この場合 x_i と表現します．

■ n
一般的に統計学ではデータの個数を表すのに n を用いる．たとえば「$n=23$」とあれば，23個のデータを用いていることになる．

番目	1	2	3	⋯	i	⋯	$n-1$	n
データ	x_1	x_2	x_3	⋯	x_i	⋯	x_{n-1}	x_n

n個のデータ

ついでに，平均値を表す方法も覚えておきましょう．それは，$\overline{x}$ と表現します．

　では，バラツキの話に戻ります．各データを x を使って表すことを学びました．平均値は $\overline{x}$ ですから，**各データから平均値を引くと $x_i - \overline{x}$** になります．これが**偏差**です（表3）．

　x_i の i は 1 から n までですから，n 個の偏差が計算されます．これによって偏差の大きいデータや小さいデータがあることがわかり，それらがバラツキを表していることがわかります．

表3　ローデータから標準偏差へ

生徒	理科の点数 x_i	偏差 $x_i - \overline{x}$	偏差平方 $(x_i - \overline{x})^2$
A	3	−3	9
B	6	0	0
C	7	1	1
D	4	−2	4
E	8	2	4
F	5	−1	1
G	6	0	0
H	8	2	4
I	4	−2	4
J	9	3	9
合計	60	0	36 ← 偏差平方和（バラツキを表す値）
平均	6		3.6 ← 分散（データ1つあたりのバラツキ）

足すと0になってしまうので偏差平方が必要

$\sqrt{3.6} = 1.90$ ← 標準偏差（2乗を元に戻すため）

　しかし，このデータ群全体の性質を表すのに，データの数だけ偏差という数値があったのでは，かえって混乱します．たとえば100個の偏差を計算して並べても，バラツキの傾向がつかめるでしょうか？　たぶん無理でしょう．人間は100個もの数字を同時に見比べることはできません．

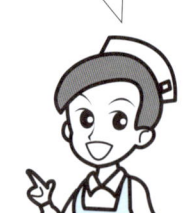

平均値は $\overline{x}$ と書いてエックスバーと読みます

2　偏差をまとめる ── 偏差平方

　そこで，この偏差をまとめる必要があります．まとめるといえば，足し合わせると考えるのが普通です．しかし，実際に足し合わせたらどうなるでしょうか？　表3の $x_i - \overline{x}$ の合計欄を見てください．偏差を足し合わせると0になってしまいます．

　よく考えてみれば当たり前です．平均は計算上，データの中心にあるのですから，データの半分はそれより大きい方に，ほかの半分はそれより小さい方にあるわけで，それを足し合わせたら相殺してしまい，0になってしまうのです．

　アイデアもこれまででしょうか？

　それでは，足し合わせても0にならないようにすればどうでしょう．その方法は少し難しいのですが，2乗したらどうでしょう．中学生のとき数のプラスとマイナスの概念を習ったことを思い出してください．

プラス×プラスはプラスでした．ではマイナスはどうでしょう．マイナス×マイナスもプラスでした．

つまり，各偏差を2乗すれば，すべての偏差がプラスになるのです．プラスの数値どうしであれば，足しても今度は0になることはありません．この偏差を2乗することを「偏差を平方する」といい，$(x_i-\overline{x})^2$ と書きます．これを**偏差平方**とよびます．

さっそくこの偏差平方を足し合わせてみましょう．$\sum_{i=1}^{n}(x_i-\overline{x})^2$ となります．

$$\sum_{i=1}^{n}(x_i-\overline{x})^2 = (x_1-\overline{x})^2+(x_2-\overline{x})^2+\cdots+(x_i-\overline{x})^2+\cdots+(x_n-\overline{x})^2$$

ここの $\sum$ はシグマといい，足し合わせることを表しています．この場合 $\sum_{i=1}^{n}$ と表現し，i が1からnまで変化したときの，おのおのの数値を足し合わせることを表しています．

これを**偏差平方和**といい，S と表現します．この偏差平方和が，統計ではバラツキを表す基本となります．

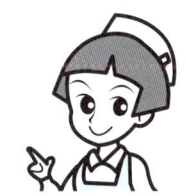

マイナス×マイナスはプラスでした

3 データ1つあたりのバラツキ ── 分散・標準偏差

しかし，表3の $(x_i-\overline{x})^2$ の合計を見ると，偏差平方和は大きな値になり，具体的な1つ1つのデータと比べると，あまりバラツキを表す尺度としてはピンときません．そこで，**データ1つあたりのバラツキ**を計算してみることにします．データはn個ですから偏差平方和をnで割ればよいのです．

$$\frac{\sum_{i=1}^{n}(x_i-\overline{x})^2}{n}$$

これを**分散**（Variance）といいます．今後よく出てきますので覚えておきましょう．

さて，データ1つあたりのバラツキは計算しましたが，単位は2乗になっていますから，点^{2}ということになり，もう一歩しっくりきません．

そこで単位を元に戻します．つまり平方根をとればよいのです．

$$\sqrt{\frac{\sum_{i=1}^{n}(x_i-\overline{x})^2}{n}}$$

これがいわゆる**標準偏差**（Standard Deviation）で，SDと表現することもあります．

バラツキを表す尺度として，いきなり標準偏差といわれてとまどったでしょうが，もうこれからは大丈夫ですよね．

■ 点^2
点^{2}という単位は実際には存在しない．
たとえば，長さだったらmの2乗はm^2となり，面積というほかの単位になってしまう．

中央値（メジアン）

平均値と同じように，中心的傾向を表す方法として**中央値**（メジアン：median）があります．文字どおりデータを小さい順，あるいは大きい順に並べたときの真ん中の値です．

具体例で説明しましょう．データの数が奇数の場合は，真ん中にあたるデータは1つですから，以下のようになります．

$(1, 3, 4, 5, 6)$ →メジアンは4

$(1, 2, 3, 3, 6)$ →メジアンは3

データ数が偶数の場合は，真ん中にあたるデータは2つあるので，その2つのデータの平均がメジアンになります．

$(1, 2, 3, 5)$ →メジアンは $\dfrac{2+3}{2} = 2.5$

範囲（レンジ）

標準偏差と同じように，バラツキを表す方法として**範囲**（レンジ：range）があります．データのなかの最小値と最大値との差，つまり，データの分布の幅のことです．

身長のデータが

{163.5cm，149.9cm，172.5cm，169.4cm，173.2cm}

のように与えられたとき，範囲は

173.2 − 149.9 ＝ 23.3cm

となります．

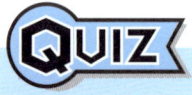

暖かい地域ですと，お屠蘇気分も抜けたころになると正月に田舎から送ってもらった餅にカビがつき始めます．何とか早く食べてしまおうと思う一方，餅を食べすぎてダイエットを気にしたり，もう見るのもいやという人もいるでしょう．でも，もったいないので，カビが生えないうちに餅を食べてしまう計画を立てることにしましょう．ダイエットの観点からカロリー計算で1日何グラムが適当か計算し，食べる個数を決めます．さあ，ここでクイズです．この餅の話でいくつかの単位が出てきました．この各単位によって表現される数値（データ）は，計数値でしょうか？計量値でしょうか？

グラム　　　→　計数値？　計量値？
日（時間）　→　計数値？　計量値？
個　　　　　→　計数値？　計量値？
カロリー　　→　計数値？　計量値？

答は156ページ

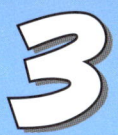

子を見て親を知る！
標本と母集団

目的を実行する対象が母集団．
母集団すべてを調査できないときは，サンプル（標本）データを偏りなく抽出して分析する．

標本という子どもから母集団という親を知る

　何かの改善などを目的として調査や実験を行うとき，その対象を誰にするのか，あるいはどの地域にするのかなど，データをとる対象をどうするか悩むことが多いと思います．

　そんなとき，**標本調査**（サンプリング調査）という言葉を耳にすることがあるでしょう．

　ここでは，改善対象となる集団と，具体的に統計的分析の対象となる集団との関係を説明します．

　2ページで，データを扱う，すなわち統計を用いてデータを分析するときは，必ず"意図"がなければならないとお話ししました．つまり，分析した結果を受けて，何かアクション（改善や改良，意思決定など）をとろうという目的があって，統計的分析をすべきであるということでした．

　こうした何かアクションをとろうとする対象が**母集団**なのです．

　さて，この"母集団"という言葉はどんな意味だと思いますか？

　母集団は"データの母なる集団"を意味しています．「母」という言葉には「物事を生み出すもと」（広辞苑）という意味もあり，ここでは「サンプル（標本）を生み出すもとの集団」という意味で使われています．

　英語ではpopulationといい，直訳すると「人口」という意味ですが，母の集団（母集団）の方がイメージがつかみやすいと思います．

　よく，「子は親の鏡」といいますが，子どもの行儀を見て，親はどんな人かなと詮索することがあります．

　この親と子の関係は，母集団と標本の関係によく似ています．親が母集団で，子どもが標本あるいは試料＝サンプル（sample）にあたります．

　母集団が大きいと，そのすべてを対象として調査をするわけにはいき

■ サンプリング
ある母集団の中から，具体的な分析に用いるデータを拾い出すこと．

ません．そこで，母集団の一部を標本として用いて分析を行い，標本から得た情報で，母集団に対し何らかのアクションをとるのです．

まさに「子を見て親を知る」というわけです．

では，母集団の範囲はどのように定義したらよいのでしょう．少なくともいま扱っているデータの母集団の範囲であり，そのデータの分析結果を反映させる集団と考えればよいのです．

ここで1つ，母集団と標本の具体的な例を示しておきましょう．

街角でよく化粧品の試供品を配っていることがあります．それにはだいたいサンプル品と印刷されていて，それが試供品であり，売りものではないことを示しています．

お客がいきなり売りものを購入してくれればよいのですが，世の中そう甘くはありません．そこで，中身は売りものとまったく同じで，1回分の使用量に小分けした試供品を配布するのです．そしてお客が試供品を試してみて，よければ売りものの化粧品を買うという運びになります．

つまり，標本である試供品を試すことによって，母集団である売りものの化粧品の購入について，お客は意思決定するのです．つまり標本（試供品）を分析し，その結果を用いて母集団（売りものの商品）に対して意思決定をするわけです．スーパーの試食コーナーなども同じことです．

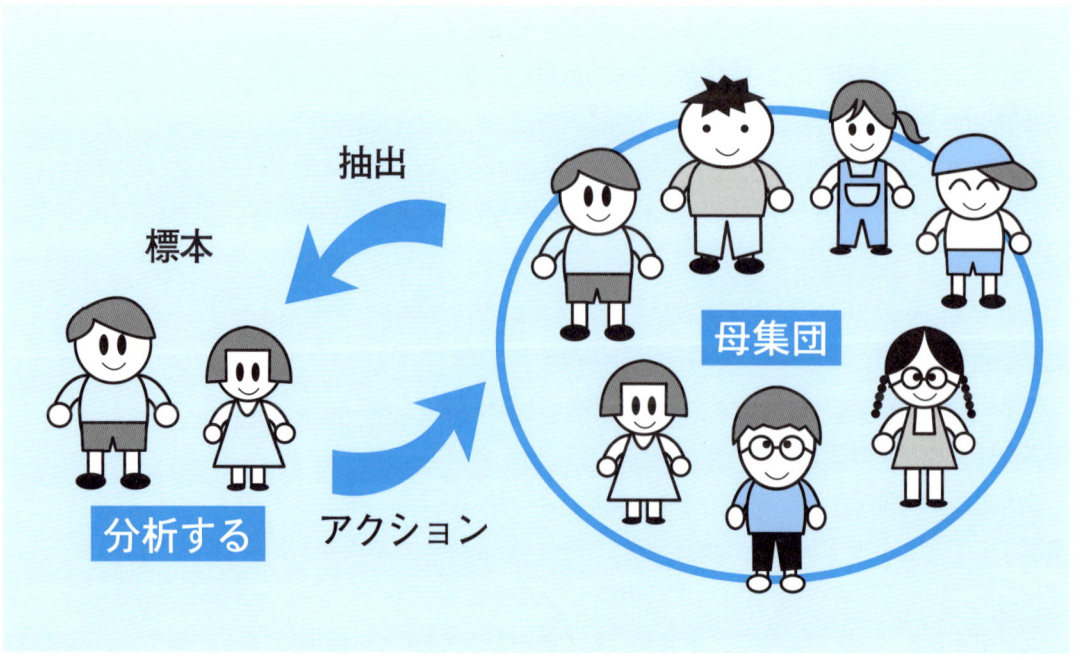

母集団が見えるサンプリングの仕方とは

では，標本はどのように決めたらよいのでしょう．標本の決め方にはいろいろな方法がありますが，要は**サンプリングによるデータの偏りをなくすような標本抽出**をすればよいのです．

そういう意味では，実は前述の化粧品の例はサンプルとしては偏っています．つまり，街角で渡される試供品は通常1種類がほとんどで，それが自分にとってよいかどうかという判断を迫られます．

数ある種類の化粧品のサンプルから最もよいものを選ぶわけではないので，偏ったサンプルといえるのです．

それでは，化粧品の例ではどのような状態が「データの偏りがない」状態なのでしょうか．

たとえば，化粧品の見本市のような状態がそれにあたります．つまり，世の中で販売される売りものの化粧品のサンプルが，ほとんどすべてそろっている状態です．

そのサンプルを全部試してみれば，どれを購入すればよいかという意思決定が，正当に「偏りなく」できるでしょう．このような状態が，偏りのないサンプリングといえます．

一方，サンプリングの目的を考えれば，**母集団が見えるようなサンプリング**をすればよいということになり，意思決定をする対象の母集団から抽出されたサンプルが，もれなくそろっているようにすることが必要です．

その代表的な方法として，**無作為抽出**（ランダム・サンプリング：random sampling）**法**があります．たとえば乱数表を用いて標本を抽出する方法がそれです．

会員の多いある看護学会で，会員の属性を調べようとした場合，会員数が多いので，すべての会員の属性を調べるのは大変です．そこで，会員番号の下2桁を乱数表から決定し，該当する学会員の属性データを分析して，全体を推測するという方法がとられます．

学術的な分析をしようと思ったら，いろいろな要因を整理して，偏りのない標本抽出を試みなければなりませんが，ごく限られた母集団内の一般的な分析でしたら，この程度で十分です．

また，母集団自体が非常に小さいものならサンプリングをする必要はなく，いわゆる全数調査をすればよいのです．

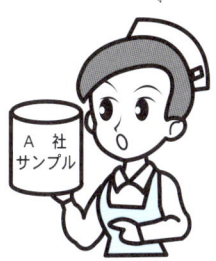

B社のクリームも試してみたいなぁ

■ 乱数表
乱数とは，0から9までの数字を無作為に抽出し，それを戻してまた同じ条件で無作為に抽出することによって得られる数で，完全に無秩序で，出現頻度が等しい．乱数表とは，その乱数を順次並べた表のこと．

■ 全数調査
サンプリングをしないで，母集団のすべてに対して分析すること．

母集団を表す記号と標本を表す記号

母集団に含まれる数量データにより計算される数値を**母数**（パラメーター）といい，標本から計算される数値を**統計量**といいます．

母数と統計量を表す記号を表1にまとめて示します．**平均値**と**分散**は，母数にも統計量にもあります．したがって，分散の平方根である**標準偏差**も母数と統計量の両方にあります．しかし，**中央値**は統計量にはありますが，母数にはありません．

そもそも中央値という考え方は，おおまかなデータのバラツキの中心を示すもので，大きな母集団の母数だったら，データの分布は左右対称のきれいな形になりますから，中央値は平均値と一致するはずです．

ところが，標本を表す数，すなわち統計量は母集団からサンプリングした（標本として抽出した）データなので，バラツキがあり，左右対称ではない歪んだ分布になる可能性があるため，必ずしも中央値と平均値は一致しません．なぜなら，それは限られた標本による数値だからです．

母数でも母集団が小さい場合，データ数が少なければ，標本と同様にデータの分布が偏り，結果的に平均値と中央値とが一致しないことがありますが，一般的に母集団とは全数調査ができないくらい大きいものです．

範囲はデータの最大値と最小値との幅でバラツキを表す方法ですから，同じ母集団から抽出したサンプルでも，この幅は異なることがあります．しかし，母集団では最大値と最小値は1つずつしかありませんから，母数の範囲を求めてもいつも同じ値で，バラツキを吟味するためには意味がありません．

表1 母数と統計量の記号

	母数（母集団のデータにより計算）	統計量（標本から計算）
平均値	μ	$\bar{x}$
中央値	—	$\tilde{x}$
分散	σ^2	s^2
標準偏差	σ	s
範囲	—	R

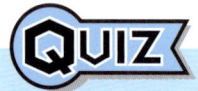

7ページで病室のカーテンの色の例をあげたことを覚えていますか？ 病室のカーテンを新しくするとき，その色を何色にするか患者さんの好みを調べたという事例でした．この例では，とくに母集団を何にするのか説明はしませんでした．そこでクイズです．この事例の場合，母集団をどのように定義（母集団の範囲を決める）すべきでしょうか？ ここで，もう少し情報を加えておきます．この病院は，300床で1病棟50床，計6病棟あり，小児科はありません．この病院のすべての病室のカーテンを替えようというものです．

答は157ページ

第2章

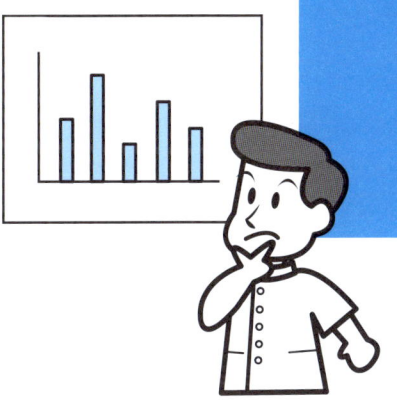

データの分布から特徴を読みとろう

1 データをグラフで表現する
　　　　　　　　　　　確率・ヒストグラム

2 分布のイメージをつかむ！
　　　　　　　　　　　種類と特徴

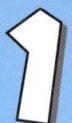

データをグラフで表現する
確率・ヒストグラム

"確率"は，意思決定の確からしさを数値で示したもので，統計手法の必須事項．数値データはその種類・性質によって出現する確率が異なり，分布の状況が変わる．ヒストグラム（棒柱グラフ）を描いて分布の特徴を見てみよう．

確率のはなし

19ページで，母集団から標本を抽出し，標本の分析結果を受けて，母集団に対して意思決定をすることをお話ししました．

化粧品の試供品の例を出しましたが，それでは，試供品を試して，売りものの化粧品を購入しようとした意思決定は，どの程度**確**からしいのでしょうか？

統計では，分析した結果から下した意思決定が，どの程度確からしいのかを数値で示します．つまり，その意思決定の確率です．また，ある**事象**の起こる確率を吟味することもあります．そこで，ここでは**確率**（probability）について述べます．

■ 事象
観察できる形をとって現れる事柄のことで，ここでは，統計的手法を用いて分析し，意思決定をする事柄のこと．難しい言葉だが，統計には必ず出てくるので難しい言葉も覚えておこう．

コイン投げは確率論の第一歩

コインを2回連続して投げることにします．その結果は，「表表」，「表裏」，「裏表」，「裏裏」の4通りが考えられます．よってそれらの起こる確率は，それぞれ $\frac{1}{4}$ となります．

この4通りのおのおのの事象を，たとえばevent（事象）の頭文字のeと数字を用いて表すことにします．「表表」のときはeに1をつけてe_1，同じように「表裏」のときはe_2，「裏表」はe_3，「裏裏」のときはe_4というふうに順番に事象の数だけ数字をつけて，それぞれの事象を表します．したがって，ここでは順番にe_1〜e_4となります．

「事象の数」が特定できないときや，一般的に「事象」を表すときは，添え字を具体的な数字ではなくiを使って表し，e_i と表現します．

この表し方は，15ページで説明した，データの表し方（x_i）と同じです．事象を表す記号は，アルファベットの小文字e以外にも，用いる人が定義をすればどんな記号でも用いることができます．

ここで，ある事象（Aと定義します）の起こる確率の表し方を学習しましょう．Probability（確率）の頭文字Pを用い，$P\{A\}$ と表します．

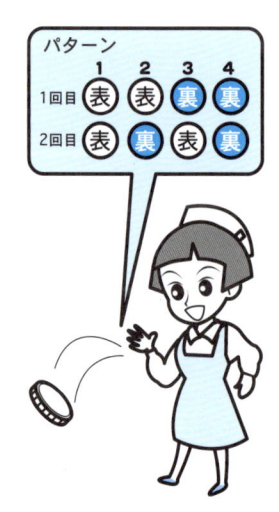

よって「表表」のe_1の事象の起こる確率は，$P\{e_1\} = \dfrac{1}{4}$ と表現します．e_2，e_3，e_4についても同様です．

さて，このコイン投げで，表と裏が1回ずつ出る事象B（ここではBと定義）の確率を求めてみましょう．表と裏がそれぞれ1回ずつ出る事象は，e_2（表裏）とe_3（裏表）なので

$$P\{B\} = P\{e_2\} + P\{e_3\} = \dfrac{1}{4} + \dfrac{1}{4} = \dfrac{2}{4} = \dfrac{1}{2}$$

となります．百分率で表せば，50％になります．つまり，50％の確率で「表裏」「裏表」が出ると考えます．

サイコロの例で考えてみましょう．サイコロのそれぞれの目が出る事象を目の数（1から6までの数）で表すことにします．サイコロを1回振って偶数の目が出る事象C（ここではCと定義）の確率は

$$P\{C\} = P\{2\} + P\{4\} + P\{6\} = \dfrac{1}{6} + \dfrac{1}{6} + \dfrac{1}{6} = \dfrac{3}{6} = \dfrac{1}{2}$$

となります．

さあ，これで確率の概念と表し方がおわかりいただけたと思います．

さて，ここでサイコロの目の出る確率をグラフに表すと，各目の出る確率は $\dfrac{1}{6}$（＝0.1666…）ですべて等しいので，図1のような一様な分布になります．

このように，出現する事象の確率をグラフに表すと，各事象を含む標本や母集団の分布（この場合，サイコロの目の出る確率の分布）を知ることができるのです．

次に分布の話をしましょう．

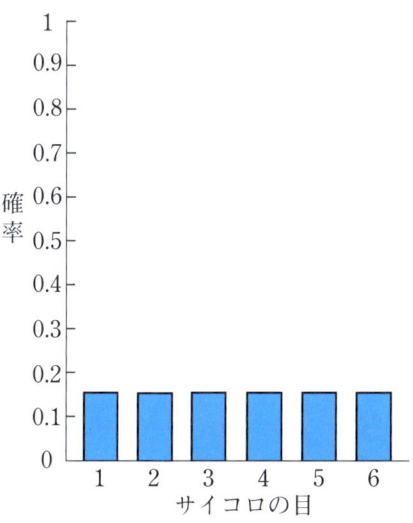

図1　サイコロの目の出る確率

ヒストグラム（度数分布）のはなし

度数分布を作成すると，データ群の姿が視覚化され，どんな分布か，つまり特徴がわかってきます．

度数分布の表現の仕方として**ヒストグラム**（棒柱グラフ）がよく用いられます．データ群をヒストグラムで表すと，データの分布の姿，平均値の大体の位置，データのバラツキの状況などを目で見ることができます．以前にもお話ししたように，データを視覚化することは，多角的な分析を加えることができるので大変重要です．

ヒストグラムを描いてみよう

ヒストグラムの描き方を，具体例を通して順を追って説明します．

1 まずデータをとる

ヒストグラムを作成するためのデータ数は，50～100個が適当です．ここではわかりやすいように，50個のデータで説明します．

従業員1000人ほどのある企業の男子社員から50人を**ランダム・サンプリング**し，体重の分布を観察しようとしたとします．

ここで，数値（データ）の性質を復習しておきましょう．12ページで学習したように，体重という数値はまったくない状態が0kgで，原点が**一意**に決まります．したがって，体重は比例尺度です．また，連続的な値ですから計量値です．

■ 度数
あらかじめ決めておいた範囲のなかのデータの数．

■ ランダム・サンプリング
21ページで学習した，標本（サンプル）の抽出法．無作為に標本を母集団から抽出する方法．

■ 一意
測ろうとするものがまったくない状態を原点とすると，誰が定義しても同じ原点を定めることができる．このような原点の決め方を，一意に原点が決まるという．

体重は比例尺度で計量値

2 データの範囲 R (レンジ) を求める

データ群のなかから最小値と最大値を見つけます．そして18ページで学習した範囲 R を算出します．

$R =$ **最大値 − 最小値**です．この50人の例では，最大値が87.2kg，最小値が42.3kgでした．したがって範囲 R は

$$87.2 - 42.3 = 44.9 \, \text{kg}$$

になります．

3 級の幅を算出する

ヒストグラムは棒柱グラフですから，それぞれの棒の左端から右端の位置を定め，どの棒に各データが**おちる**のか決めなければなりません．

この1つの棒の左端から右端の範囲を**級**といい（図2参照），**級の数は10個くらいが適当**です．

この場合，**級の幅は**求めておいた範囲 R を級の数10で割って求めることになります．ここでは，10で割っているのですから必ず割り切れますが，計算結果はローデータの位より1つ下の位になっているはずです．そこで，位を揃えるために，計算結果を四捨五入して，元のデータの位に合わせます．

この例の場合，級の幅は

$$\frac{44.9}{10} = 4.49 \fallingdotseq 4.5 \, \text{kg}$$

になります．ただし，繰り上げか，繰り下げかにより，級の幅が大きくなったり小さくなったりします．

■ **おちる**
統計学ではよく「おちる」という言葉を用いる．この例では，各データがあらかじめ決めておいたどの級に属するのかを，データが○○級におちると表現している．

■ **≒（ニアリーイコール）**
＝（イコール）は，＝をはさんで式の左右が等しいことを表すが，≒はほぼ等しいということを表す．つまり，計算結果が，「約」という意味．

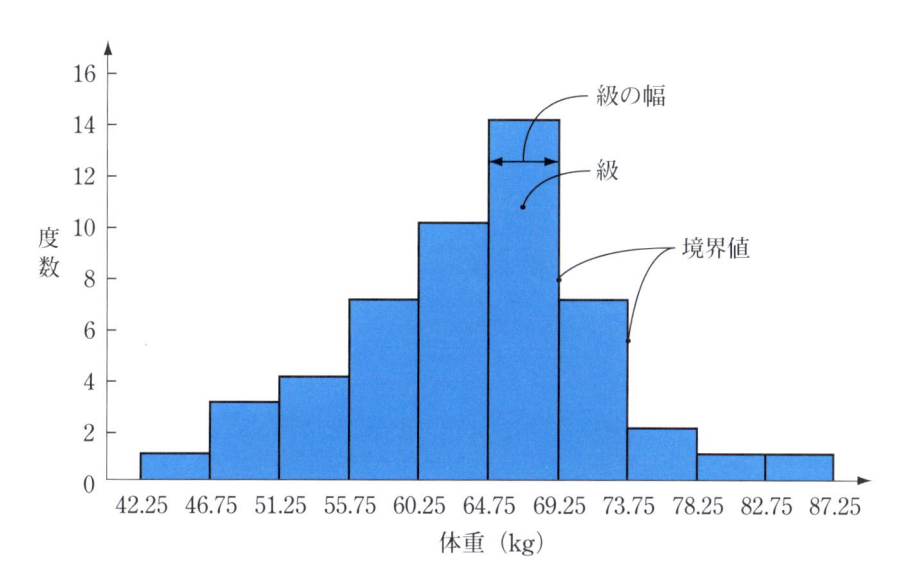

図2 ヒストグラム

四捨五入で繰り下げた場合，級が小さめに設定されますから，10個の級を積み重ねると，それぞれの級の誤差が少ない方に10倍され，この範囲にすべてのデータがおちないことがあります．データがおちない場合は，級を1つ増やして11個の級とします．

4 級の境界値を決める

級の境界値とは，さきほどの各棒の左端と右端の値のことです（図2参照）．データの1つ下の位に境界値をとり，データが境界値におちないようにします．

つまり，境界値は互いに接する棒の境，すなわち共通の値なので，境界値にデータがおちると，どちらの棒に属するデータなのかわからなくなってしまいます．そこで，境界値にデータがおちないように，境界値はローデータの1つ下の位にとってどちらに属するか明確にします．

この例では，小数点以下第2位に境界値をとることになります．このとき，両端の級に最大値や最小値が偏りすぎないように注意します．

また，級の数が11などの奇数の場合は，レンジのちょうど真ん中のデータ（中央値）が6番目の棒（真ん中の棒）におちるように境界値を決め，ヒストグラムの左右のバランスを考慮します．

具体的にいうと，表1の度数用紙の「級」のように境界値を決めることになります．

5 度数用紙を作成する

表1に示すような度数用紙を作成します．表のなかの「代表値」とは，その級の平均値，すなわち下の境界値と上の境界値の真ん中の値のことです．その級におちたデータ群の平均値ではありません．

また「マーク」とは，その級におちたデータの個数を表し，表記のような記号を用います．

具体的にローデータがどの級におちたのか，マークをつけながらデータ数をカウントしていくのです．漢字の「正」の字を用いてもよいでしょう．

> ヒストグラムを描くことで，平均値やバラツキのだいたいの様子がわかります

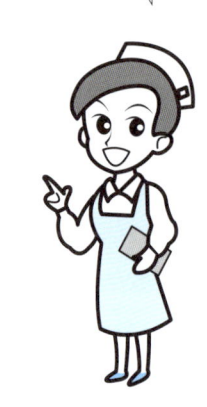

表1 度数用紙

級	代表値	マーク	度数	累積度数
42.25〜46.75	44.50	/	1	1
46.75〜51.25	49.00	///	3	4
51.25〜55.75	53.50	////	4	8
55.75〜60.25	58.00	正 //	7	15
60.25〜64.75	62.50	正 正	10	25
64.75〜69.25	67.00	正 正 ////	14	39
69.25〜73.75	71.50	正 //	7	46
73.75〜78.25	76.00	//	2	48
78.25〜82.75	80.50	/	1	49
82.75〜87.25	85.00	/	1	50

6 ヒストグラムを描く

表1が完成したら，図2に示したようなヒストグラムを描きます．級を目盛るときは境界値を用います．したがって，この棒柱グラフは隣と隣の棒が接している，連続的な図となります．

棒と棒の間が空いている棒グラフは，ヒストグラムとはいえません．たとえば，25ページの図1は横軸がサイコロの目であり，名義尺度ですから連続的な値を表しているわけではありません．つまり，確率の分布を表してはいますが，ヒストグラムではないのです．

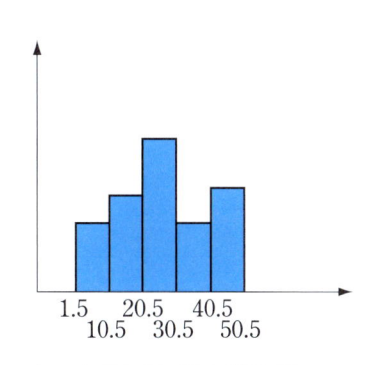

ヒストグラムにはすき間がない　　すき間がある棒グラフはヒストグラムではない
（連続的な値）　　　　　　　　　　（離散的な値）

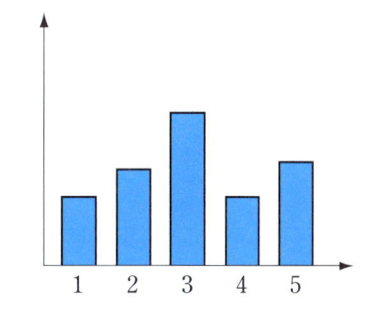

図3 ヒストグラムと棒グラフの違い

確率とヒストグラムを用いて分布のお話をしました．数値データは，そのデータの種類・性質により出現する確率が異なり，データの分布の状況に違いがあります．この分布を知ることで，データ群の性質を読みとることができます．これからは，この知識を利用して，具体的なデータ群の性質の読みとりを行っていくことにしましょう．

QUIZ

データ群をヒストグラムで表すと，どんな利点があるのでしょうか．○に適当な言葉を入れてください．

・データの○○の姿を目で見ることができる．
・大体の○○値の位置を目で見ることができる．
・データの○○○○の状況を目で見ることができる．

答は157ページ

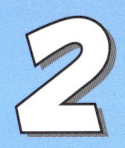

2 分布のイメージをつかむ！
種類と特徴

データの分布は，連続的な値をとる計量分布（正規分布・指数分布）と，離散的な値をとる計数分布（二項分布・ポアソン分布）に分けられる．
データの性質を把握して，各分布のイメージをつかもう．

データの分布には
計量分布（連続的）と計数分布（離散的）がある

26ページで学習したように，ヒストグラムを描くことで，データのもついろいろな情報が読みとれることがわかりました．

ヒストグラムを描くことは，統計的な分析をしたことになります．このようにデータの姿，すなわち分布を知っていることは，さらに高度な統計的分析を進める上で重要なことです．

第3章で学習する「検定」や「推定」では，この分布の概念が必要になってきます．

そこで，ここでは，主な分布の種類と特徴を整理しておくことにしましょう．

データの分布の主なものを整理すると，連続的な**計量分布**と，離散的な**計数分布**に分けることができます（表1）．

計量分布には，代表的なものとして，**正規分布**と**指数分布**があります．

また，計数分布には，代表的なものとして，**二項分布**と**ポアソン分布**があります．

それでは，これらの分布について，説明していくことにしましょう．ここでは特に，出合う機会が最も多いと考えられる正規分布を中心に，計量分布の概要を説明することにします．

連続分布（計量分布）とは，13ページでもふれていますが，その値が連続的な計量値の分布です．

具体的には，体重や身長，点滴の薬剤の量などの，切れ目のない連続的なデータの分布のことです．

表1　主な分布

連続分布（計量分布）
正規分布
指数分布

離散分布（計数分布）
二項分布
ポアソン分布

計量分布 ① 最もポピュラーな釣り鐘状の「正規分布」

正規分布の姿

ヒストグラムのことを思い出してください．ヒストグラムの作成に用いた体重のデータは，切れ目のない連続的な計量値でした．

この体重のヒストグラムは，真ん中あたり（平均値のあたり）が頂上で，両側がすそ野のように広がった山型の棒柱グラフをしていました．

このように**ヒストグラムに描くと山型になる**ような連続的な性質をもったデータの分布を**正規分布**といいます．

ヒストグラムは便宜上，級を10個くらいに決めて棒柱グラフを描きます．よって，山すそは階段状になっています．また，棒と棒の間が接触していました．棒と棒の間が離れた棒グラフはヒストグラムとはいえないとも説明しました．

つまり，ヒストグラムは連続的な計量データを，便宜上，級の単位にまとめて表現していたので，階段状の山型のグラフになっていたのです．

正確に，あるデータ群の姿を描くとしたら，級をさらに細かくして，データ数も多くしなければなりません．

データがたくさんあって，級を限りなく細かく分けていけば，やがて階段状の山はだは，滑らかな曲線になっていくことが想像できるでしょう（図1）．

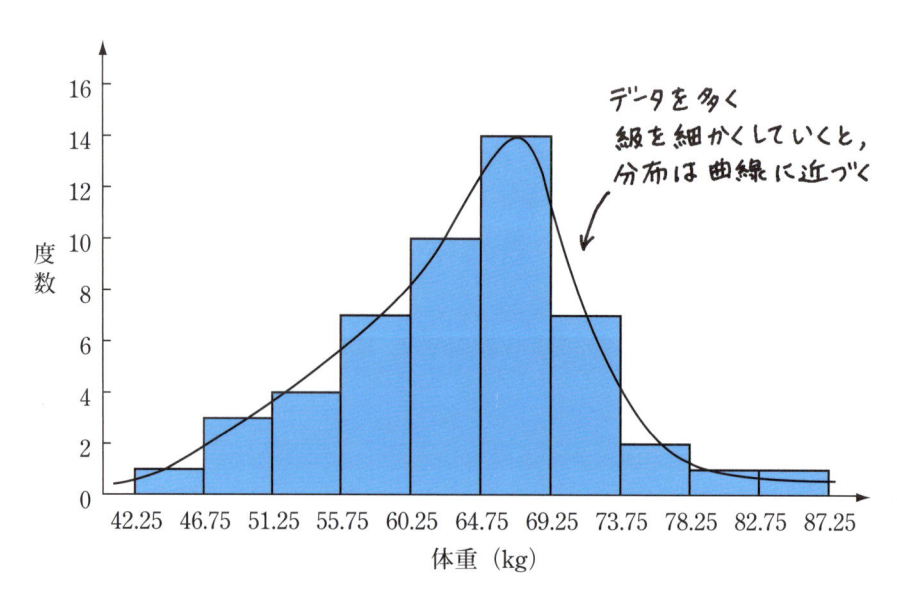

図1 データの分布

また，データがたくさんになると，図1の体重のデータのような歪んだ山にはならず，図2に示す**左右対称**の富士山のような山になります．

これを統計では一般的に，山型ではなく，**釣り鐘状のグラフ**とよんでいます．これが一般的な正規分布の姿です．

正規分布の定義の仕方

図2は正規分布の基本の形を示していますが，実際にはデータによって形は少しずつ異なります．あるデータ群では，もっと押しつぶされた釣り鐘状のグラフ（秋吉台のようななだらかな山型）になったり，また，ほかのデータでは尖ったグラフ（マッターホルンのような山型）になることもあります（図3）．しかし，基本は，釣り鐘状（富士山状）の左右対称な形をしています．

では，何によって，釣り鐘の形状が決まってくるのでしょうか．

次にこの正規分布の形の決まり方，つまり，定義の仕方を説明しましょう．

正規分布を決める要因は，2つだけです．正規分布は，**平均とバラツキで定義する**ことができます．つまり，平均とバラツキがわかっていれば，分布が一意に決まります．

まず，平均とバラツキによる，正規分布の表し方を学習しておくことにしましょう．

ここで，母集団と標本の話を思い出してください．一般的に母集団は左右対称な釣り鐘状の分布になりますが，標本の分布は必ずしもそうとはならず，歪んだ分布になる可能性があります．体重のヒストグラムが，そのよい例でした．

■一意
誰が決めても，同様に分布が決まることを一意に決まるという．

> 正規分布の形は平均と分散（バラツキ）で決まります

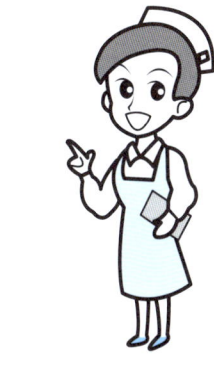

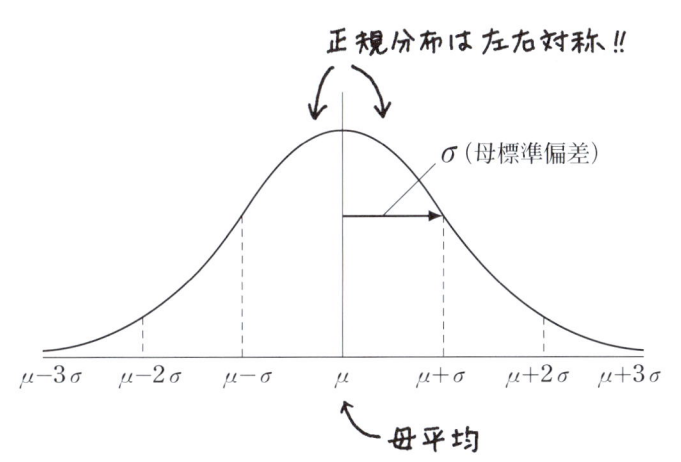

図2　正規分布の基本形，$N(\mu, \sigma^2)$ のグラフ

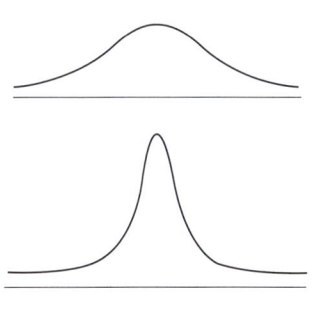

図3　正規分布の変形

そこで，ここでは一般的な話をするために，均整のとれた母集団を用いて，正規分布の表し方を説明します．

正規分布は英語でNormal Distributionといい，この分布を表すときは頭文字の N を用います．母集団の平均（母数）は，μ で表します．また，バラツキはこの場合，分散を用いて σ^2 で表します（22ページ参照）．

ここで，標本の平均や分散と区別して，母集団の平均を**母平均**，分散を**母分散**というように特別な表現をします．したがって，母平均 μ，母分散 σ^2 の母集団は，$N(\mu, \sigma^2)$ と表現されます．

この分布をグラフに表すと図2のようになります．しかし，形そのものを厳密に描く必要はありません．μ と σ（グラフでは単位をそろえるため，母分散 σ^2 ではなくその平方根をとった**母標準偏差 σ** を使っています）を用いて，それを数値に置き換えることによって分布の姿を表しています．

釣り鐘状のグラフそのものの形状を正確に表すには，確率密度関数により，釣り鐘の形状を定義しなければならず，やっかいなことなので，一般的にはそこまで正確なグラフは描きません．

つまり，μ と σ さえわかっていれば，意思決定には十分なのです．

また，道具としての統計学では，確率密度関数という難しい数学は必要ないので，ふれないことにします．

いずれにせよ，μ と σ だけで分布が定義できることを覚えておきましょう．

■ 確率密度関数
横軸の値が1つ決まると縦軸の確率が決まるというように，1対1で決まるものを関数という．たとえば図2の釣り鐘状の曲線は，正規分布の確率密度関数を表しており，横軸の1点が決まると，その点の起こりうる確率が，その点から垂直に伸ばした線と釣り鐘状の曲線との交わる高さで表現される．つまり，この釣り鐘状の曲線は，確率の密度を表す関数といえる．

正規分布と確率

母標準偏差 σ を2倍，3倍にして母平均 μ に±（足したり引いたり）した範囲内にこの母集団が何%入るか，理論上わかっています．

図4に示すように，$\mu \pm \sigma$ で68.3%，$\mu \pm 2\sigma$ で95.4%，$\mu \pm 3\sigma$ で99.7%が入ります．

この%はグラフ全体の面積を1（100%）としたときのそれぞれの範囲の面積で，確率を表しています．

σ が大きな値であれば，バラツキが大きいデータ群であるということですから，釣り鐘は平べったい形状になります．

また，σ が小さな値であれば，平均値か

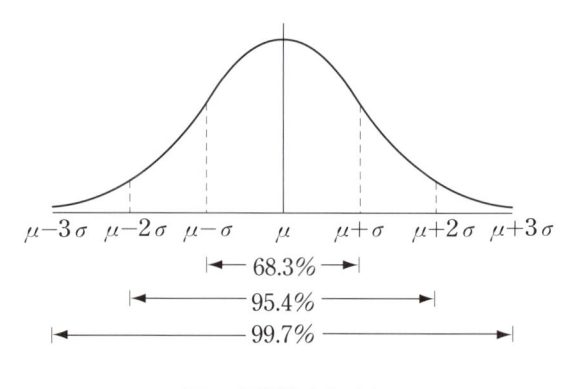

図4　正規分布と確率

らの偏りが少ないので，尖った（平均の周辺にデータが集中した）グラフになるわけです．

具体的な例で説明しましょう．仮に成人女性の平均身長μが160cmで，標準偏差σが4cmだとします．

図5は，この$N(160, 4^2)$の正規分布を表すグラフです．

たとえば，$\mu \pm 2\sigma$の範囲，数値でいうと身長152cmから168cmの女性は，女性全体の95.4％を占めることがわかります．横軸の152cmから168cmまでのグラフの面積を合計してみると

$$13.55 + 34.15 + 34.15 + 13.55 = 95.4\%$$

となっています．

また，ある女性の身長が151cmだったとします．身長148cmから152cmの間ですから，この数値は$\mu-3\sigma$と$\mu-2\sigma$の間にあり，面積

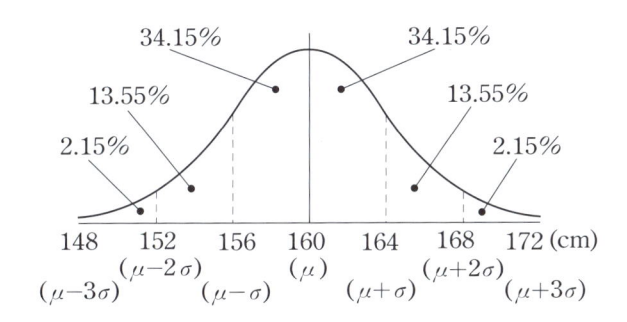

図5　$N(160, 4^2)$における各部分の確率

正規分布で平均160，分散4^2

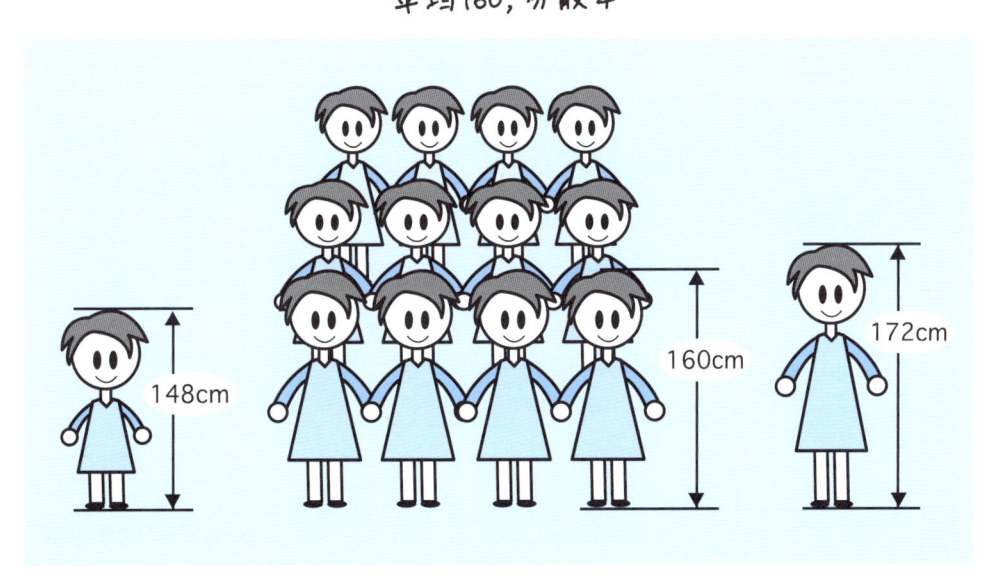

は2.15％です．この範囲の身長の人は2.15％の確率で存在する，つまり100人中身長が148cm～152cmの女性は，2人か3人であることがわかります．

以上，母集団を例に正規分布の話をしましたが，もちろん統計量，つまり**標本**のデータでも同様に正規分布を**平均** $\bar{x}$ と**分散** s^2 で定義することができます．

ただ，データ数が少ないと，歪んだ分布になっていることがあるので，注意が必要です．

計量分布 ②　日時の経過とともに減少する「指数分布」

新しく開発された医療機器を導入しても，最初はトラブルが多く，安定した稼動ができないことがあります．たとえば，1日の理想稼動回数が100回だったとして，実際は運転中30回故障して稼動できないとしたら，故障率は

$$\frac{30}{100} \times 100\% = 30\%$$

になります．この故障率の分布は**指数分布**に従います．

このように，**最初は多発するけれども，日時が経過するにしたがって減少するような数値の分布**を指数分布といいます．

この例の故障率をグラフに表すと図6のようになり，時間の経過とともに故障率が減少していきます．この場合，横軸が時間の経過なので計量値となり，故障率は計量値分布になります．したがって，グラフは連続的なグラフです．縦軸の $\frac{1}{b}$ の b は，故障回数の平均を表しています．

指数分布は，平均値のみわかっていれば，定義することができ，分布を描くことができます．しかし，この分布を具体的に描くためには，確率密度関数が定義されなければなりません．よって，正規分布と同様，この本では，これ以上ふれないことにします．

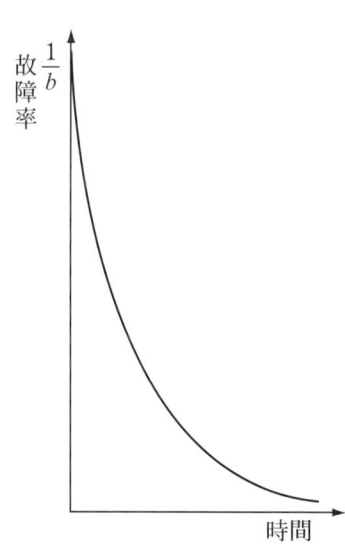

図6　故障率の推移（指数分布）

計数分布① 2つに1つの「二項分布」

二項分布とは

　手術の成功・不成功や，学会への出席・欠席などの互いに排反な2つの事象の，一方の事象の起こる確率の分布を二項分布といいます．
　とはいうものの，これだけの定義ではなかなか難しいと思いますので，まず，白玉と赤玉を用いて二項分布を説明することにしましょう．

　白玉800個，赤玉200個の計1000個を年末などに街角で見かける福引き抽選器のなかに入れます．抽選器を回して，そのなかから連続して10個のサンプルを抽出します．もちろん，抽選器はガラガラと回っていますから，ランダム・サンプリングになります．1回のサンプリングを試行ともいいます．

　この10個のなかに，いったい赤玉はいくつ入っていると思いますか？　この10個のサンプルの母集団は，白玉800個，赤玉200個の計1000個の集団ですから $\frac{200}{1000} = 0.2$，つまり20％が赤玉のはずです．よって，10個のサンプルのなかには20％にあたる2個の赤玉が入っていそうです．しかし，本当にそうでしょうか？

　お気づきのとおり，必ずしもそうとは限らないのです．1000個のなかの10個をサンプリングするのですから，たまには赤玉が1つも入っていないこともあります．また，5～6個も入ってしまうことだってあります．

　図7はこの例を用い，サンプリングした10個の玉を抽選器に戻して，また10個をサンプリングするというように，くり返しサンプリングを行った結果で，まったく赤玉が出ないこともありました．

　このサンプリングをくり返していけば，10試行中の平均赤玉数は，2個に近づいていくはずです．しかし，何回くり返しても，赤玉がまったく出ない10個のサンプルを抽出することは，相変わらずあるのです．これが，赤玉の出る確率を表したグラフ，つまりこの条件の二項分布を表すグラフです．

■排反
「あちらを立てれば，こちらが立たず」というような，シーソーのような状態．

■事象
観察できる形をとって現れる事柄のことで，この例では学会への出欠のこと．難しい言葉だが，ほかの統計の専門書が参照できるように，難しい言葉も覚えておこう．

■サンプル
母集団から抜き取った標本のこと．試料ともいう．具体的に分析の対象となり，加工するデータといってもよい．

■ランダム・サンプリング
標本（サンプル）の抽出法．標本を母集団から無作為に抽出する（21ページ参照）．

■試行
試行回数のことを簡単に試行数ともいう．

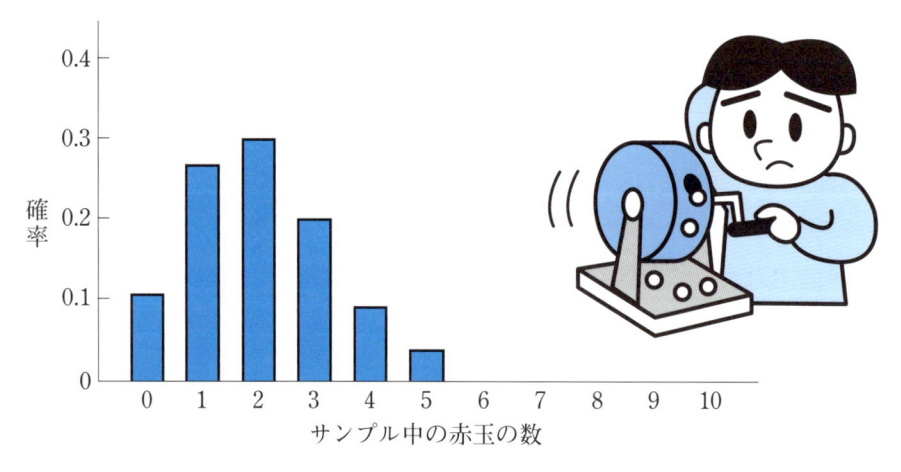

図7　10個のサンプルのなかの赤玉の確率

二項分布は何によって定義されるか

　図7は，ある条件での二項分布を表すグラフであると説明しました．このある条件とは，二項分布を決定する要因です．そこで，二項分布を描くため，すなわち定義するために必要な情報を整理しておくことにしましょう．

　まず確率です．この例では，赤玉を主に考えた場合，その赤玉の出る確率になります．赤玉の出る確率は20％でしたから，以前学習した確率の表し方を用いると

$$P\{赤玉\} = 0.2$$

となります．

　二項分布は，排反する事象のうちの一方の事象の起こる確率ですから，他方の確率も自然とわかってきます．

　この例では

$$P\{白玉\} = 1 - P\{赤玉\} = 1 - 0.2 = 0.8$$

となります．

　もう1つ定義に必要な情報は**試行数**です．この例では，サンプルを10個連続して抽出しました．つまり，試行回数が10回となるわけです．

　このように，**二項分布はその確率と試行数により定義する**ことができ，分布を描くことができます．

　図8は，試行数10回の場合，確率Pがいろいろな値をとったときのそれぞれの二項分布です．Pが0.5のとき，つまり白玉と赤玉の出る確率が同じ50％の場合，白玉と赤玉の出方は同じはずですから，釣り鐘

■確率
24ページ参照．

状の分布になります.

したがって，確率が50％の場合，左右対称な正規分布に近似して確率を求めても，実用上さしつかえないとされています．ただし，これは確率の計算上の話で，分布そのものは連続分布ではないので注意が必要です．

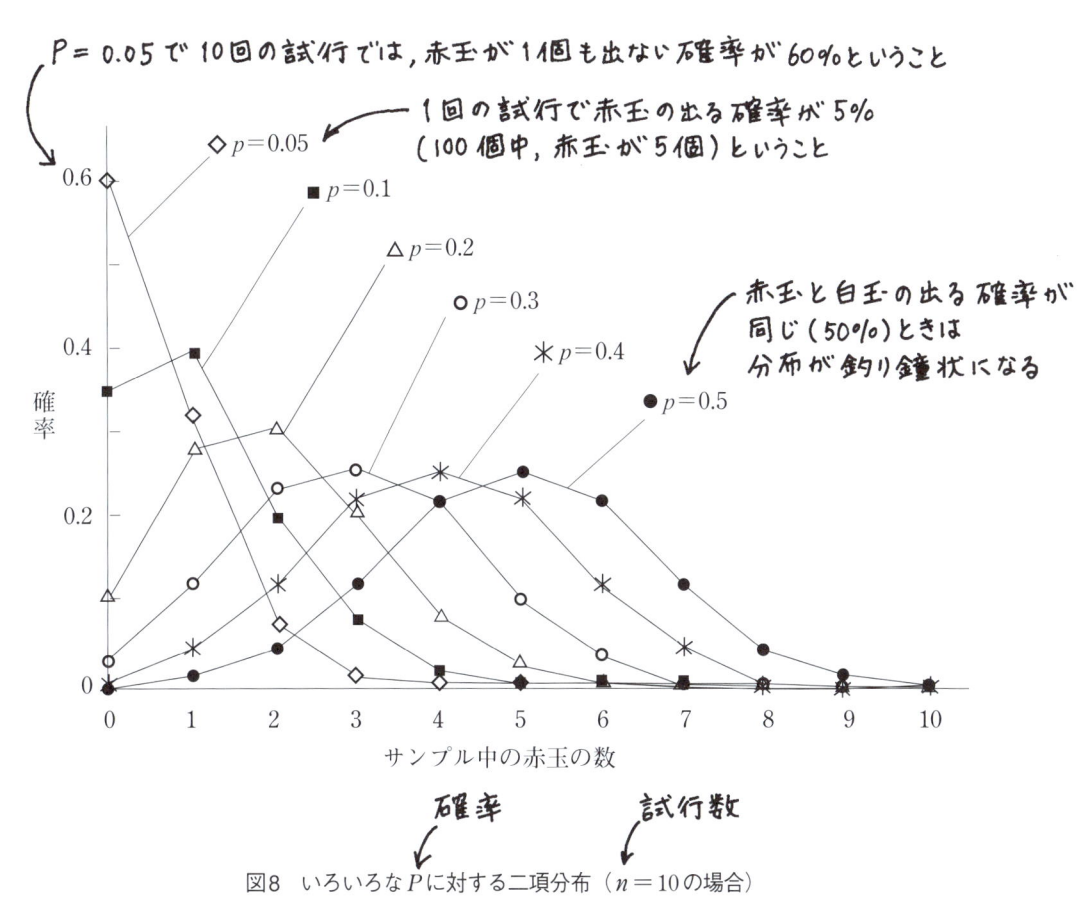

P=0.05で10回の試行では，赤玉が1個も出ない確率が60％ということ

1回の試行で赤玉の出る確率が5％（100個中，赤玉が5個）ということ

赤玉と白玉の出る確率が同じ（50％）ときは分布が釣り鐘状になる

確率　試行数

図8　いろいろなPに対する二項分布（$n=10$の場合）

注）便宜上，折れ線グラフにしています

いかがでしょうか．二項分布の概要が理解できましたか？

念のため，復習を兼ねて医療に関する例を1つあげておくことにします．

たとえば，ある難しい手術のこれまでの不成功率が10％だったとします．この手術を20回行ったときの不成功になる確率は，図9のようになります．

つまり，この条件における二項分布を表しています．単純に20回のうちの10％だからといって，いつも2回（20回×0.1）不成功になるとは限りません．すべて成功することもあれば，6回不成功になることも

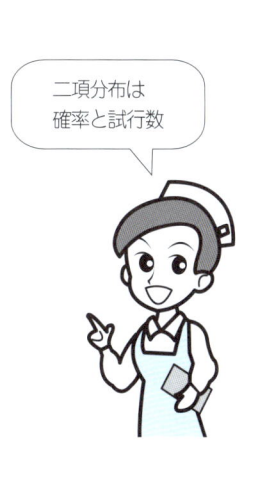

二項分布は確率と試行数

あるわけです．

横軸は回数ですから計数値になり，離散的な計数分布になります．したがって，隣の棒どうしが離れた棒グラフです．

このグラフは，試行数20の場合を何回もくり返したときの各不成功数（横軸）の出現確率を表しています．

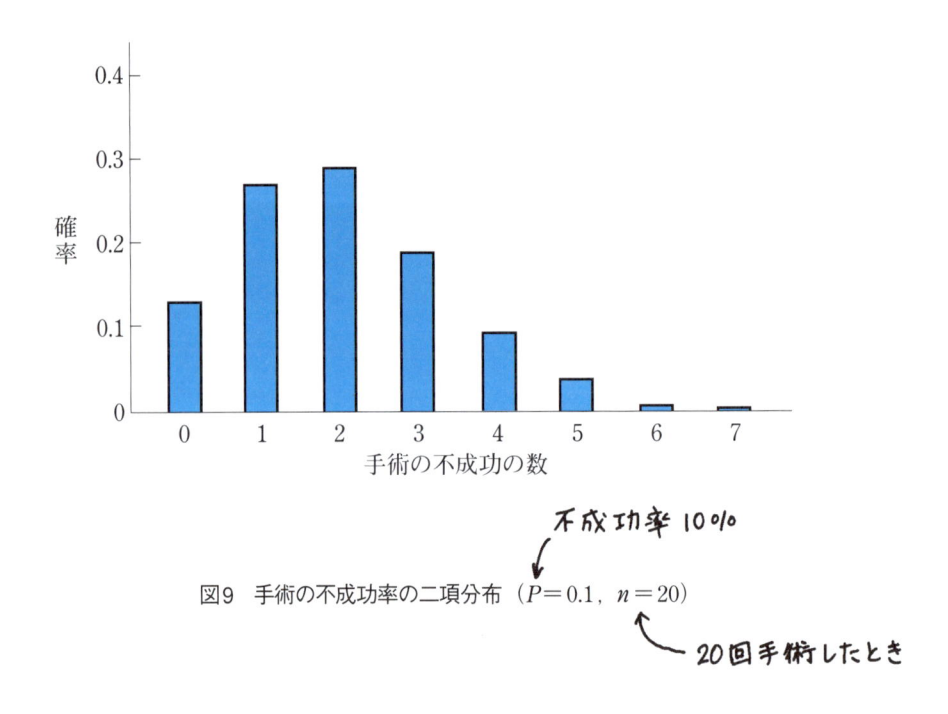

図9　手術の不成功率の二項分布（$P=0.1$, $n=20$）

＊不成功率10%
＊20回手術したとき

計数分布②　まれにしか起こらない「ポアソン分布」

医療事故の発生確率の分布など，実際には**まれにしか起こらない**ような事象を対象とした分布が，**ポアソン分布**です．

たとえば，ある県における医療事故の件数は，1日平均1件だったとします．このとき，1件も事故の起こらない日もあれば，2件起きてしまう場合もあります．このように，事故の起こる確率をグラフに表すと図10のようになります．

この例の場合，3件以上事故の起こる確率は，かなり小さいことがわかります．横軸は件数ですから計数値になり，離散的な計数分布になります．したがって，グラフは，隣の棒どうしが離れた棒グラフになります．

タイトルのmは**平均件数**を表しています．つまり，ポアソン分布は，平均件数のみわかっていれば定義することができ，分布を描くことができます（図11）．

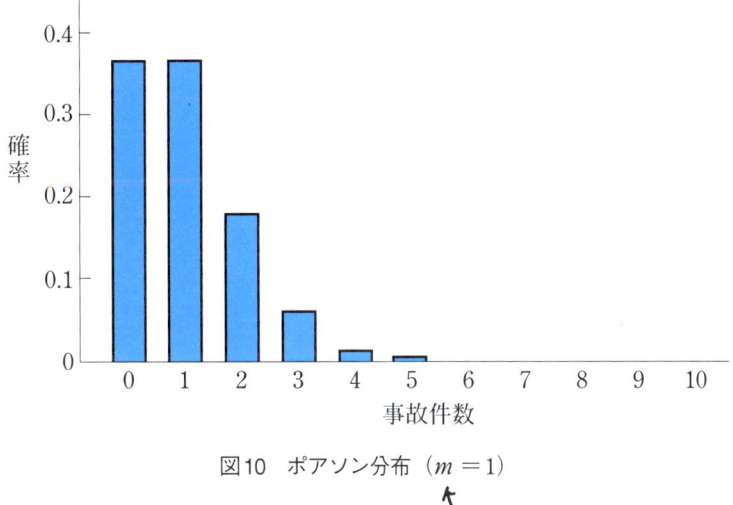

図10 ポアソン分布（$m=1$）
　　　　　　↖ 平均件数

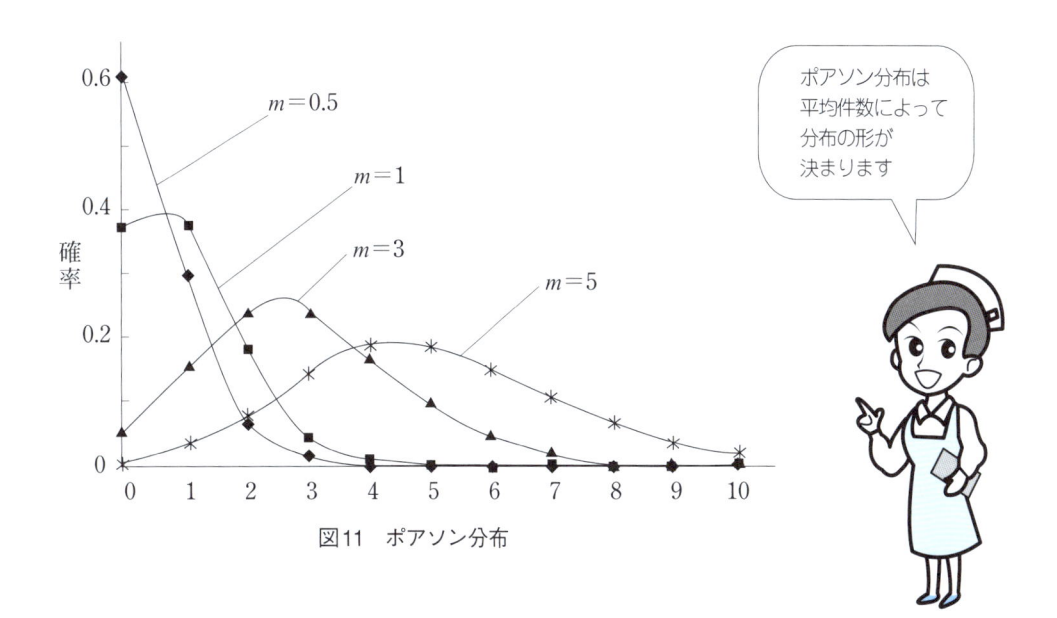

図11 ポアソン分布

ポアソン分布は平均件数によって分布の形が決まります

統計量の分布 —— F分布・t分布・χ^2分布

統計量とは14ページで説明したとおり，**標本から計算される数値**のことです．

統計量の分布には，平均値や分散などを計算して得られる次のような分布があります．

・F分布
・t分布
・χ^2分布

これらは，次の章で学習する「検定」でどんどん使っていきます．最初はとっつきにくいかもしれませんが「習うより慣れろ」でやっていきましょう．
　具体的な分布の状況や使用法などは，そのつど説明していきます．

　分布は統計の基礎ですが，難しい分野でもあります．分布を理論的な側面から理解しようとすると，なかなか難しいものです．しかし，グラフのように目に見える現象から理解すると，案外簡単に各分布をイメージできます．
　この本は「基礎編」なので，イメージできればそれで十分です．この章で，少し悩んでしまったみなさんも安心してください．今後必要に応じ，具体的なデータを交えて説明していきます．

QUIZ

以下は計量分布と計数分布の定義の仕方です．各分布が何によって定義できるのか，○に入る適当な言葉を考えてください（○○は漢字です）．

・正規分布は，○○と○○によって定義できる．
・指数分布は，○○によって定義できる．
・二項分布は，○○と○○数によって定義できる．
・ポアソン分布は，○○件数によって定義できる．

答は157ページ

第3章

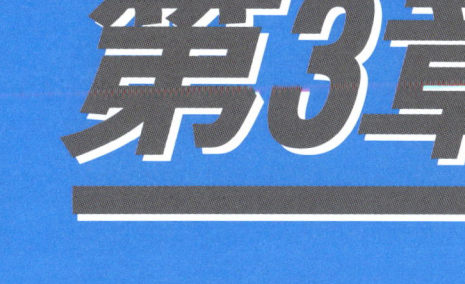

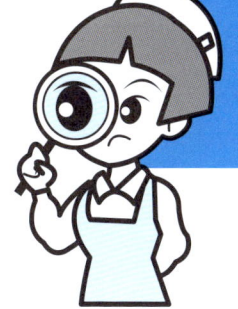

仮説を確かめよう

1 統計の醍醐味
検定の考え方

2 アナログデータのバラツキに違いはあるか？
F検定

3 アナログデータの母平均に違いはあるか？
t検定

4 デジタルデータ（実測値）と予測値は一致しているか？
χ^2検定

5 子から親を想像する
推定の考え方

1 統計の醍醐味
検定の考え方

> 検定とは，2つのグループの差の有無を客観的に判定・判断すること．
> 検定の意図を明確にしたら，仮説を立てて判断基準を設定する．
> 検定の流れをつかんでいないと，実際のデータを前にして途方にくれることに……

統計の醍醐味 —— 客観的な判定の方法とは？

これまで，データ群の性質を表す代表的なものとして，平均と分散（バラツキ）があることを説明してきました．図1の①を見てください．これはAとBというある計量値の分布を表しています．**計量値ですから正規分布**になり，釣り鐘状になっています．

さて，図1の②を見てください．①と何が違うのでしょうか？

①と②は，AとBのそれぞれの平均$\overline{A}$と$\overline{B}$は同じです．しかし，釣り鐘の形状が異なっているので，バラツキが異なることがわかります．

①はA，Bのデータの重なりはわずかですから，AとBに差がありそうです．

②はA，Bそれぞれのデータの3割くらいが重なり合っていて，AとBに「差がある」とはいえそうにありません．

このように，平均値だけ見ると差がありそうでも，バラツキを考慮すると差があるとはいいきれない場合があり，平均値だけで意思決定をすることの危険性を示しています．

本当に差があるのか，あるいは，**ないのかを判定することを「検定する」**といいます．②のような判定しにくい場合でも，検定をすることで客観的に判定することができるのです．

ここでは「**客観的に判定する**」という，いわば統計の醍醐味にふれることにしましょう．

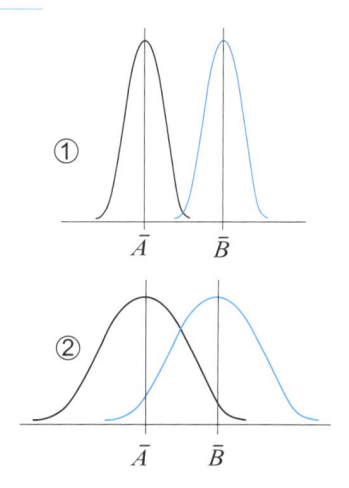

図1　データの平均とバラツキ

検定とは —— 概念とその手順のイメージづくり

中学生のころの理科の実験を思い出してください．

水溶液のpH（ピーエイチ）を測った経験があるでしょう．水溶液にpH試験紙を浸して，色の変化を観察する実験です．

このとき，pHの測定はどのようにしましたか？　水溶液に浸した試験紙の色と，あらかじめ用意されている色の見本とを見比べて，どの色になったかを判断しました．

　つまり，一致した見本の色に対応してpHが決められているので，試験紙の変化した色を手がかりにpHが決まるという仕組みです（図2）．

　このpH試験紙によるpHの測定は，実は検定の概念と検定の手順によく似ています．検定とは，データのもつ一部の情報と分析者の意図から判定基準を決めて，その値とデータから計算された値とを比べ，判定基準を満たしているかどうかを吟味（判定）することなのです（図3）．

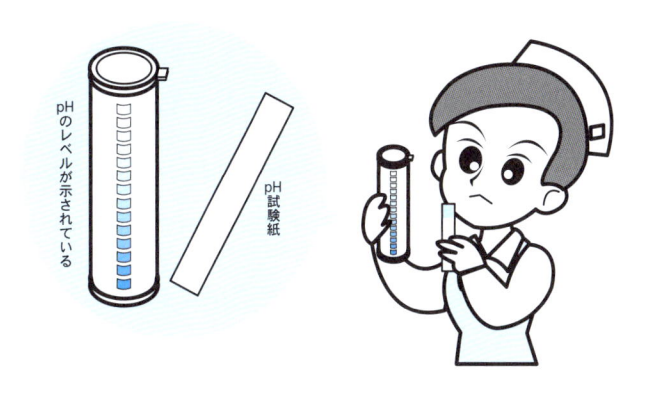

図2　pH試験紙によるpHの測定

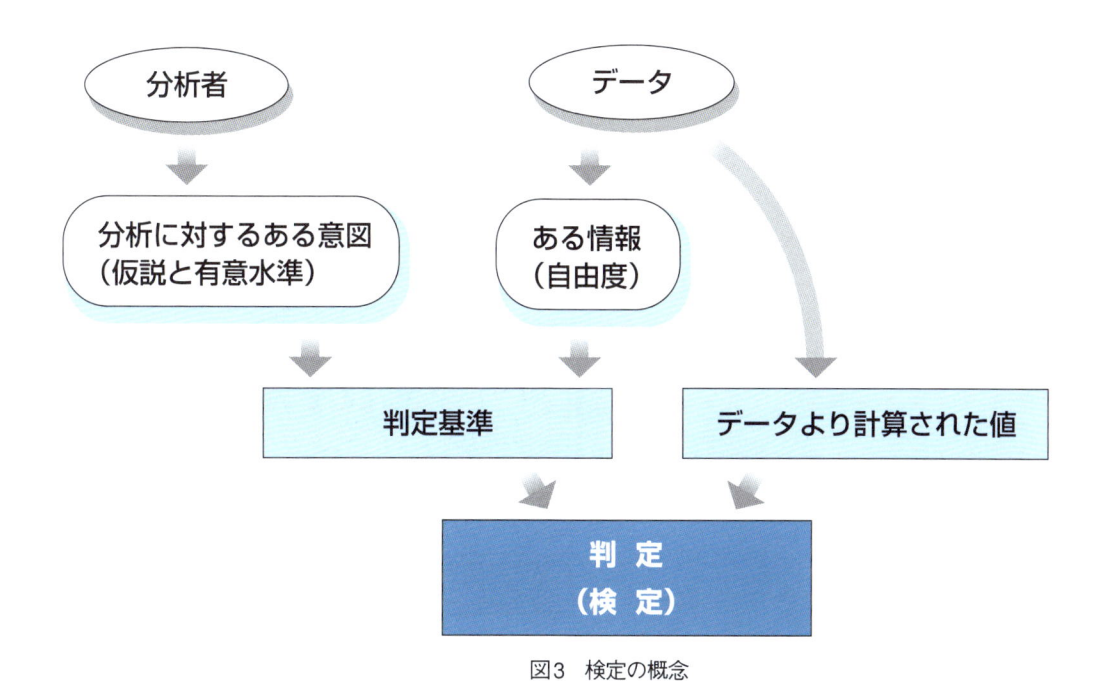

図3　検定の概念

検定の作法 ── 7つの手順で概念を理解しよう

検定の作法や手順は図4のような流れになります．この流れに従って，以下の例（図5）を用いて説明することにしましょう．

たとえば食事指導をする上で，「東日本と西日本では1日の塩分摂取量に違いがあるのではないだろうか？」という疑問があったとします．この場合，東日本と西日本のすべての人を対象に調査すればよいのですが，それは無理なので，**サンプル**を用いてデータをとることにします．

つまり，東日本の全人口を1つの母集団に，西日本の全人口をもう1つの母集団と考え，この**母集団に違いがあるか**どうかを調べようというわけです．

このような場合，一般的に**分散の違いの検定**を行い，データのバラツキの具合から，母集団の差異を検討します．

分散の違いが見出されれば，それは分布の違いを意味するので，これらのデータは異なった母集団からのサンプリングであったことがわかります．

しかし，分散に違いが見出せなかった場合は，平均値に差異があるかどうかを疑ってみなければなりません．

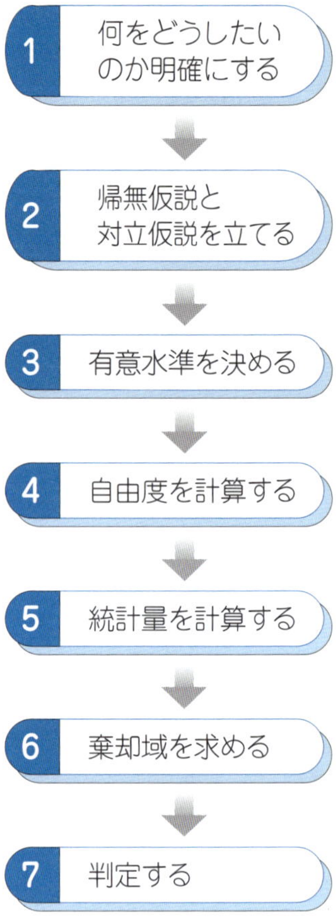

1 何をどうしたいのか明確にする
2 帰無仮説と対立仮説を立てる
3 有意水準を決める
4 自由度を計算する
5 統計量を計算する
6 棄却域を求める
7 判定する

図4　検定の流れ（手順）

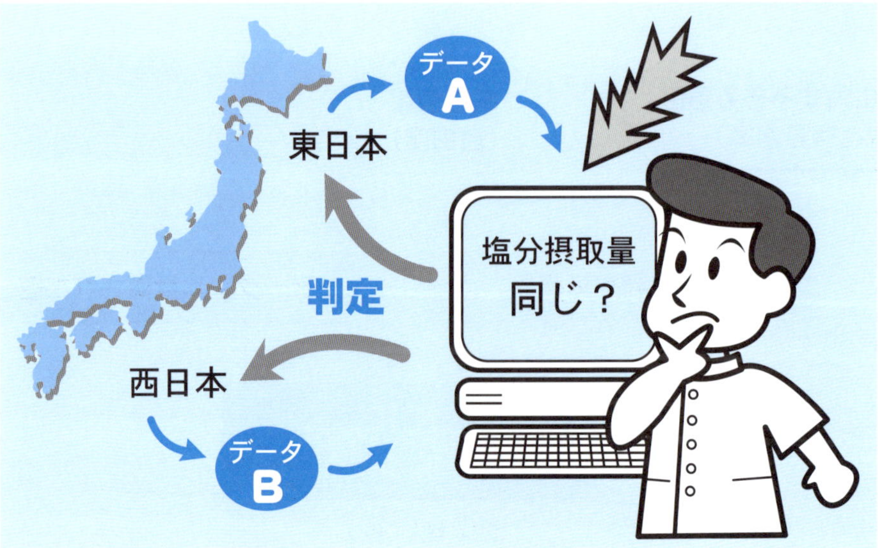

データA
東日本
判定
西日本
データB
塩分摂取量
同じ？

図5　データを介した母集団に対する判定

そこで，まず分散に関する検定を例に，その作法と手順について説明することにしましょう．ただし，ここでは具体的な数値は扱わず，まず概念を理解することにします．

1 何をどうしたいのか明確にする

第1章で，データはそれを使う意図があって初めてデータといえることを学習しました．検定はそのデータを用いるのですから，当然その意図があるはずです．検定という段階ですから，さらに検定する意図もなければなりません．

検定とは意思決定をすること，つまりデータ（標本あるいはサンプル）を分析することによって，母集団に対し意思決定をすることなのです．

検定しようとするときにはそのような意図があるはずですし，それを明確にしなければ検定をスタートすることはできません．具体的には，**2** の仮説を立てること，**3** の有意水準を決めるなどの**判断基準の設定**です．

2 帰無仮説と対立仮説を立てる

「帰無」だとか「対立」だとか意味のわかりにくい**仮説**を立てなければなりません．言葉は難しいのですが，検定の用語だと思ってください．

この例の場合，帰無仮説を

「東日本と西日本では1日の塩分摂取量には**差がない**」

と立てます．この仮説が正しいかどうかを統計的に判定していくわけです．これを一般的に**仮説検定**といいます．

この帰無仮説を記号で表すと

$$\sigma_A^2 = \sigma_B^2$$

となります．

σ_A^2 は東日本の塩分摂取量の分散を，σ_B^2 は西日本の塩分摂取量の分散を表していて，これに差がないというわけです．

検定では，ここで**対立仮説**を立てておきます．つまり，帰無仮説が**棄却**されたときに採択される仮説をあらかじめ立てておくのです．

これは対立する仮説ですから

「東日本と西日本では1日の塩分摂取量には**差がある**」

という仮説になり，これを

$$\sigma_A^2 \neq \sigma_B^2$$

と表します．

■ 有意水準
帰無仮説が真である（この例では，分散には差がない）にもかかわらず，対立仮説（分散には差がある）を受け入れることを第1種の誤りといい，その確率を α の記号で表し，それを有意水準という．有意水準は，一般的に5％か1％の確率を用いる．

■ 帰無仮説と対立仮説
仮説検定において，仮説を立てておくことは絶対条件．一般的にいうと
 帰無仮説は「差がない」
という仮説で
 対立仮説は「差がある」
という仮説である．
データにはバラツキがあるのでその差がバラツキの範囲なのか，何かの効果による差なのかを吟味しなくてはいけない．したがって，仮説検定では，まず「差がない」として帰無仮説を立て，帰無仮説が棄却されるか採択されるかを吟味する．採択されれば，帰無仮説のとおりという判定になり，棄却されればあらかじめ立てておいた対立仮説を採択することになる．

■ 棄却と棄却域
棄却とは
「棄てて取り上げないこと」
採択とは
「採用すること」
なので，仮説検定の場合「帰無仮説を棄却する」というふうに用いる．
この棄却や採択の判断基準が棄却域で，帰無仮説の吟味をまず行うので，このように棄却を全面に出した「棄却域」という表現がとられる．

3 有意水準を決める

危険率ともいいます．簡便にいうと，**判定の確からしさの確率**を表します．

一般的に5％か1％を用います．**判断を誤る確率**が5％あるいは1％であると考えてください．精度の高い検定を行うときは有意水準1％を用います．

塩分摂取量の例の場合，普通の判断でよいと考え，有意水準5％として検定を進めてみましょう．

4 自由度を計算する

自由度について少し説明しておきます．たとえば10個のデータ群からデータを1個ずつ取り出すような場合を考えてみます．1個取り出すと，次は9個のうちから1個を取り出すことになります．しかし，最後の1個を取り出すときは必ずその1個を取り出さなければならず，自由度はありません．このような場合，そのデータの自由度を9（＝10−1）といいます．

自由度は ϕ（ファイ）という記号で表し

$$\phi = n - 1 \quad (n はデータの数)$$

と計算します．

塩分摂取量の例の場合，東日本のデータを12個，西日本のデータを10個とすると，それぞれのデータの数から1を引いて，自由度は，11と9ということになります．

5 統計量を計算する

これまで学習してきたように，統計量とは標本から計算される数値のことをいいます．

■ 自由度

これまでの説明のように，検定とはバラツキを考慮した判定ということができる．バラツキを表現する基礎は平均値からの各データの隔たり，つまり標準偏差のところで学習した偏差という概念（15ページ参照）．数式で表せば，$x - \bar{x}$ となる．ここで用いる平均はそのデータの平均，つまりサンプルの平均であり母集団の平均ではない．

しかし，検定や今後学習する推定では，この平均値をあたかも母集団の平均値のごとく取り扱わなければならない．そこで自由度という制限をつけている．たとえば，平均値がわかっている10個のデータがあるとしたら，9個のデータがわかれば10個目のデータは計算上わかってしまう．

平均とはすべてのデータを足し合わせて，データの数で割ったものなので，この例の場合，9個分のデータの合計をデータ全体の合計（＝平均×10）から引けば，その差，つまり最後のデータが算出される．つまり10個目のデータは選択の余地がなく，必ず決まっているという，自由度がない状態にある．これを自由度9（＝10−1）という．

たとえば F 検定の場合

「同じ分散をもつ正規母集団（正規分布をしている母集団のことです）からとった2組のサンプルについてそれぞれ分散を計算し，その分散比を求めると，その値は F 分布に従う」
ことが知られています．

これを利用して，2組のデータ群の分散に違いがあるかどうかを検定することができるのです．

つまりこの例の場合，統計量は**分散比**ということになります．分散比は F_0 で表し

$$F_0 = \frac{V_A}{V_B}$$

という式で計算します．

ここで，V_A および V_B は，東日本と西日本の塩分摂取量の不偏分散とよばれる分散です．F_0 のことを不偏分散比ということもあります．

不偏分散と F_0 の計算の方法は，具体的な数値を扱う53ページで説明します．

■ F 検定
詳しくは51ページ．

■ 不偏分散
詳しくは54ページ．

■ 分散
Variance の頭文字をとってVで表す．17ページ参照．

6　棄却域を求める

棄却域とは，pH試験紙によるpH測定の場合の色見本にあたります．ただし，検定がpH測定と異なるのは，色見本が何種類もあり，そのなかから判定に用いる色見本を1つ選んでおかなければならないことです．

数ある色見本のなかから1つを選び出すための情報として，各データ群の自由度と有意水準が用いられます．

この例の場合，統計量は分散比で F 分布に従うので，色見本にあたるのは F 分布の値ということになります．

たとえば，塩分摂取量のデータの例の場合，自由度が11と9で，有意水準を5％とすれば，F 分布の値が1つ決まります．この値が**棄却域の限界値**となります．

> 検定には自由度と有意水準が必要です

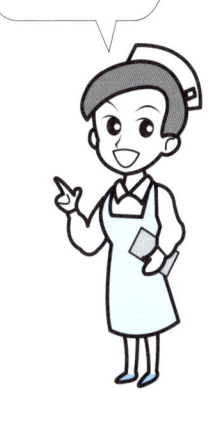

7　判定する

統計量 F_0 の値と，条件に合う F 分布の値（棄却域の限界値）との**大小関係をみて，判断**します．

たとえば「$F_0 \geq F$ 分布の値」であれば，帰無仮説が棄却されて**対立仮説が採択**され，有意水準5％で2組の分散に差があると判定されます．

また，「$F_0 < F$ 分布の値」であれば，帰無仮説が採択され（棄却でき

ず），有意水準5％で2組の分散に差がないと判定されます．

　ここまでは，これぞ統計の醍醐味といえる「検定の概念」について説明しました．概念ですから，なんとなく流れがわかったという程度で十分です．

　次からは，この例題を用いて，具体的に数値データを分析しながら検定の理解を深めていくことにしましょう．

QUIZ

以下の○○を適当な言葉で埋めてください．

検定において，pH測定のような色見本，すなわち判断基準を決めるためには，各データの○○○と判断精度である○○○○の情報が必要です．

答は158ページ

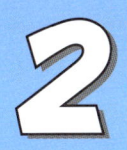

2 アナログデータのバラツキに違いはあるか？
F 検定

2つのグループの差を調べるには，まず分散の違いを検定して，データのバラツキ具合から，その差異（等分散性）を検討する．
そのとき，分散比が F 分布に従うことを利用して行う差の検定が F 検定．

東日本と西日本の塩分摂取量に違いはあるか？

46ページでは，「塩分摂取量に差があるか」という漠然とした形で検定の概念を学習しましたが，ここでは具体的な数値を用いて，分散（バラツキ）に対する検定に的を絞って説明しましょう．

例題の内容をもう一度確認しておきます．食事指導をする上で，「東日本と西日本では1日の塩分摂取量に違いがあるのだろうか？」という疑問があったとします．この場合，東日本と西日本のすべての人を対象に調査すればよいのですが，それは無理なのでサンプルを用いてデータをとることにします．

つまり，東日本の全人口を1つの母集団に，西日本の全人口をもう1つの母集団と考え，この母集団に違いがあるかどうかを調べようというわけです．

このような場合，まず分散の違いの検定を行い，データのバラツキの具合から，母集団の差異を検討します．

もし，分散の違いが見出されれば，それは分布の違いを意味するので，これらのデータは異なった母集団からのサンプリングであったことがわかります．

また，分散に差異がない（このことを**等分散性がある**といいます）ことがわかった場合でも，次に平均値の差異を検定することで2つのグループに差異があると判定されることがありますが，これについては，59ページで詳しく説明することにしましょう．

1. 何をどうしたいのか明確にする
2. 帰無仮説と対立仮説を立てる
3. 有意水準を決める
4. 自由度を計算する
5. 統計量を計算する
6. 棄却域を求める
7. 判定する

図1　検定の流れ（手順）

F 検定

それでは具体的に数値を用いて，F 検定を行ってみましょう．図1の検定の流れに従って解説していきます．

表1が具体的なデータです．平均値だけを比べると，塩分摂取量は東

表1 データと偏差平方和の計算

データ No.	東日本			西日本		
	① データ x_i	② 偏差 $x_i - \overline{x}$	③ 偏差平方 $(x_i - \overline{x})^2$	④ データ y_i	⑤ 偏差 $y_i - \overline{y}$	⑥ 偏差平方 $(y_i - \overline{y})^2$
1	13	13 − 9.5 = 3.5	$(3.5)^2$ = 12.25	9	−0.6	0.36
2	6	−3.5	12.25	8	−1.6	2.56
3	12	2.5	6.25	10	0.4	0.16
4	10	0.5	0.25	12	2.4	5.76
5	7	−2.5	6.25	9	−0.6	0.36
6	8	−1.5	2.25	9	−0.6	0.36
7	11	1.5	2.25	10	0.4	0.16
8	9	−0.5	0.25	9	−0.6	0.36
9	13	3.5	12.25	8	−1.6	2.56
10	13	3.5	12.25	12	2.4	5.76
11	5	−4.5	20.25			
12	7	−2.5	6.25			
合計 平均⑦	114 $\overline{x} = 9.5$	0	93.00	96 $\overline{y} = 9.6$	0	18.40

93.00 ← 偏差平方和

18.40 ← 偏差平方和

日本が9.5g，西日本が9.6gで差があるようには思えません．

本当に差がないのか，あるいは何が違うのか解明していきましょう．

1 何をどうしたいのか

意図の確認をします．このケースでは，「東日本と西日本では1日の塩分摂取量に違いがあるか」を明らかにしたいという明確な意図があります．具体的には，まず分散の差異に関する分析をしたいということになります．

2 帰無仮説と対立仮説を立てる

この例の場合，帰無仮説を「東日本と西日本では1日の塩分摂取量の分散に差がない」と立てます．この仮説が正しいかどうかを統計的に判断していくという仮説検定です．

この帰無仮説を記号で表すと

$$\sigma_A^2 = \sigma_B^2$$

となります．

$\sigma_A{}^2$は東日本の塩分摂取量の分散を，$\sigma_B{}^2$は西日本の塩分摂取量の分散を表しています．

検定では，ここで対立仮説を立てておきます．つまり，帰無仮説が棄却されたときに採択される仮説をあらかじめ立てておくのです．

これは対立する仮説ですから，「東日本と西日本では1日の塩分摂取量の分散に差がある」という仮説になり

$$\sigma_A{}^2 \neq \sigma_B{}^2$$

と表します．

3 有意水準を決める

これから行う検定の判定の確からしさの確率を，あらかじめ分析者が決めておきます．ここでは，有意水準を5％と設定します．

4 自由度を計算する

自由度ϕは，$\phi = n - 1$で求めることを48ページで学習しました．東日本のデータは12個なので自由度は11になります．西日本のデータは10個なので自由度は9になります．

5 統計量を計算する

「同じ分散をもつ正規母集団からとった2組のサンプルについてそれぞれ分散を計算し，その分散比を求めると，その値はF分布に従う」ことが知られています．これを利用して，2組のデータ群の分散に違いがあるかどうかを検定しようというわけです．

分散比はF_0で表し

$$F_0 = \frac{V_A}{V_B}$$

という式で計算することができます．

ここで，V_AおよびV_Bは，東日本と西日本の塩分摂取量の不偏分散とよばれる分散です．バラツキを表すという概念は同じですが，以前学習した分散と不偏分散とは少し違います．

普通の**分散**は，データ1個分のバラツキを表すために，偏差平方和をデータ数で割りましたが，**不偏分散**は「データの数−1」（自由度）で割ります．

■ F分布
F分布は統計量分布の1つ．同じ分散をもつ正規母集団からとった2組のn_1とn_2という大きさ（データ数）のサンプルについて，それぞれ不偏分散を計算し，その不偏分散比を求めると，その値は自由度$n_1 - 1$，$n_2 - 1$のF分布に従うことが知られている．（図A）

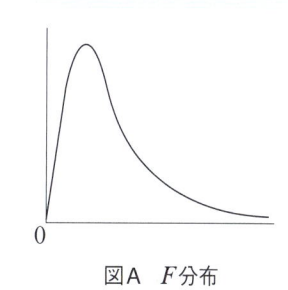

図A　F分布

分散　$\dfrac{\sum_{i=1}^{n}(x_i - \bar{x})^2}{n}$　←偏差平方和　←データ数

不偏分散　$\dfrac{\sum_{i=1}^{n}(x_i - \bar{x})^2}{n-1}$　←分子は分散と同じ　←データ数−1

さて，具体的に F_0 を計算してみましょう．まず，各データ群の不偏分散を計算します．

表1を見てください．各データの**偏差**（②と⑤）は，そのデータ（①と④）からデータ群の**平均**（⑦）を引いた値です．

偏差平方（③と⑥）は，偏差（②と⑤）を平方，つまり2乗したものです．

したがって**偏差平方和**は，偏差平方（③と⑥）それぞれの和，つまりデータ群ごとの合計ということです．

東日本の偏差平方和は93.00で，西日本の偏差平方和は18.40になります．

不偏分散を計算してみましょう．

$$東日本は \frac{93.00}{12-1} = 8.45$$

$$西日本は \frac{18.40}{10-1} = 2.04$$

になります．したがって

$$分散比（不偏分散比）F_0 = \frac{8.45}{2.04} = 4.14$$

となります．

■ **不偏分散**

統計量の分散と母分散の間には

$$統計量の分散 = \frac{データの数 - 1}{データの数} \times 母分散$$

という関係がある．左右それぞれの項に $\frac{データの数}{データの数 - 1}$ を掛け合わせると

$$\frac{データの数}{データの数 - 1} \times 統計量の分散 = 母分散$$

となり，この式を左右入れ換えれば

$$母分散 = \frac{データの数}{データの数 - 1} \times 統計量の分散$$

となり，これが不偏分散（母分散）を表す．統計量の分散は，$\frac{偏差平方和}{データの数}$ なので，この式に代入すると

$$不偏分散 = \frac{偏差平方和}{データの数 - 1}$$

となる．
これはルールとして覚えておこう．

6 棄却域を求める

分散比はF分布に従うことを利用しているので，F分布を用いて棄却域を求めます（図2）．ここで，F検定の概念をもう一度復習しておきましょう．まず，棄却限界を求めます．$\sigma_A^2 \neq \sigma_B^2$という対立仮説を立てていました．このように$\sigma_A^2$と$\sigma_B^2$がイコールではないというような仮説の場合，両側検定をすることになります．したがって，F分布の両端の棄却限界の値が必要になってきます．両側検定なので，片側ずつ2.5%（=0.025）で合計5%（=0.05）の有意水準となります．

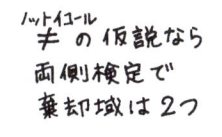

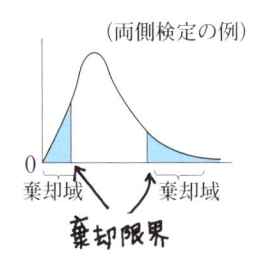

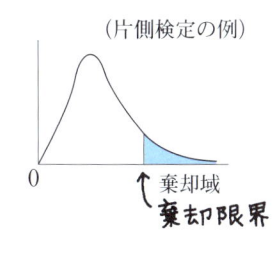

図B　両側検定，片側検定の例

東日本の自由度が11で，西日本の自由度が9なので，F分布の限界値は，上限を$F(11, 9 ; 0.025)$，下限を$F(11, 9 ; 0.975)$と表現します．

F表（次ページ）の該当する自由度のところを調べ，前後の値を使って計算すると

$$F(11, 9 ; 0.025) = 3.92$$

が得られます．

$F(11, 9 ; 0.975)$も，F表には用意されていませんが

$$F(11, 9 ; 0.975) = \frac{1}{F(9, 11 ; 0.025)}$$

の関係を利用できます．計算すると

$$F(11, 9 ; 0.975) = 0.28$$

になります．

さきほど計算したF_0をこのグラフにプロットすると，$F(11, 9 ; 0.025)$の限界値よりも右側にあることがわかります．

つまり，図の説明のとおり，F_0は帰無

■ 両側検定，片側検定
検定をするとは，棄却域とそのデータから計算された統計量の位置関係により，仮説を判定すること．
分布の形はいろいろあるが，大きく分けると正規分布のような真ん中が盛り上がった左右対称の分布と，ポアソン分布や二項分布のような偏った分布がある．棄却域はこれらの分布の両側にある場合と片側にある場合があり，対立仮説の立て方によって，両側の棄却域を用いる両側検定か，片側の棄却域を用いる片側検定かが決まる．
帰無仮説$\sigma_A^2 = \sigma_B^2$に対し，対立仮説を$\sigma_A^2 \neq \sigma_B^2$と立てた場合は両側検定になる．また，$\sigma_A^2 > \sigma_B^2$や$\sigma_A^2 < \sigma_B^2$という仮説の場合は片側検定となる．（図B）

■ プロット
データの数値をグラフ平面上に打点すること．

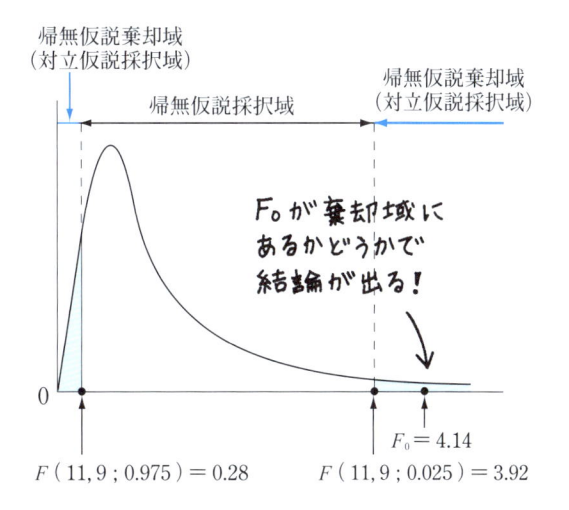

図2　F分布と棄却域・採択域（両側検定の場合）

仮説（東日本と西日本では1日の塩分摂取量の分散に差がない）の**棄却域にある**ことがわかります．

いい換えれば対立仮説（東日本と西日本では1日の塩分摂取量の分散に差がある）の採択域にあるのです．

表2　F表（2.5％＝0.025）

ϕ_2 ＼ ϕ_1	1	2	3	4	5	9	10	12
1	647.79	799.48	864.15	899.60	6.64	963.28	968.63	976.72
2	38.51	39.00	39.17	39.25	3.7	39.39	39.40	39.41
3	17.44	16.04	15.44	15.10	14	14.47	14.42	14.34
4	12.22	10.65	9.98	9.60	9.8	8.90	8.84	8.75
5	10.01	8.43	7.76	7.39	6.76	6.68	6.62	6.52
6	8.81	7.26	6.60	6.23	5.60	5.52	5.46	5.37
7	8.07	6.54	5.89	5.52	0	4.82	4.76	4.67
8	7.57	6.06	5.42	5.05	4	4.36	4.30	4.20
9	7.21	5.71	5.08	4.72	0	4.03	3.96	3.87
10	6.94	5.46	4.83	4.47	3.85	3.78	3.72	3.62
11	6.72	5.26	4.63	4.28	3.66	3.59	3.53	3.43
12	6.55	5.10	4.47	4.12	3.51	3.44	3.37	3.28
13	6.41	4.97	4.35	4.00	3.	3.31	3.25	3.15
14	6.30	4.86	4.24	3.89	3.9	3.21	3.15	3.05
15	6.20	4.77	4.15	3.80	3.20	3.12	3.06	2.96

■ 限界値の表現方法
F分布における限界値は，$F(\phi_1, \phi_2; \alpha)$ という形で表す．ϕ_1 は一方のデータ群の自由度を，ϕ_2 は他方のデータ群の自由度を表し，また，α は有意水準を表している．
片側検定の場合は，そのまま α が有意水準になるが，両側検定の場合は両側に棄却域が分かれるので，F値は片側ずつ求める必要があり，各限界値を求めるための有意水準は $\dfrac{\alpha}{2}$ になる．

■ F表
数値表という，統計に関する数値を整理した冊子（『新編 日科技連数値表』日科技連数値表委員会）が用意されており，このなかに F表というものがある．F表は，F分布の限界値を自由度と有意水準により整理したもの．上限は表2のような数値表で探し，下限は本文中のように算出する．
この例では，東日本のデータの自由度が11なので，ϕ_1 の11の列を下へ見ていく（この数値表には用意されていないが10と12の間となる）．また，西日本のデータの自由度は9なので ϕ_2 が9の行を右に見ていく．通常この ϕ_1 の11と ϕ_2 の9との交点の数値が求める限界値ということになる．

■ 補間法
この例のように，ϕ_1 である11の列が用意されていないときは，補間法により該当する限界値を算出する．
この場合，ϕ_1 の10の列および12の列と，ϕ_2 の9の行との交点の値を用い
$$F(11, 9; 0.025) = 3.96 \times 0.5 + 3.87 \times 0.5 \fallingdotseq 3.92$$
と計算する．
ϕ_1 の11は，10と12の真ん中なので，0.5を掛け合わせたが，要は比例配分をすればよい．ただし，比例配分する際に，F表は自由度の数値が小さいほど，限界値は大きいことに注意しよう．
また，Excelの統計関数 FINV を使っても簡単にこれらの値が計算できる．

7 判定する

前述のとおり，F_0は上限の棄却限界を超えて棄却域のなかにあるので，帰無仮説が棄却され，対立仮説が採択されることとなります．

このとき，棄却域は両側検定で2.5％ずつの5％でしたから，この検定結果は「有意水準5％で，東日本と西日本では1日の塩分摂取量の分散に**差がある**」ということになります．

平均値だけ見れば差がなさそうだったのに，実はデータのバラツキが異なっていた．つまり塩分摂取量のバラツキという観点からは，東日本と西日本の塩分摂取量には差があることがわかったというわけです．

このバラツキをもたらす原因を追究すれば，この差異が明確になるでしょう．

● F検定の流れを確認しましょう ●

1	何をどうしたいのか明確にする	2つのデータ群（アナログデータ：計量値に限る）に違いがある（分散：バラツキに差がある）かどうか知りたい
2	帰無仮説と対立仮説を立てる	帰無仮説　差がない　$\sigma_A^2 = \sigma_B^2$ 対立仮説　差がある　$\sigma_A^2 \neq \sigma_B^2$
3	有意水準を決める	5％か1％に決める
4	自由度を計算する	データの個数－1
5	統計量を計算する	不偏分散比F_0を算出する
6	棄却域を求める	F表を用いて棄却域を割り出す（両側検定）
7	判定する	F_0が棄却域にあれば対立仮説を，棄却域になければ帰無仮説を採択する

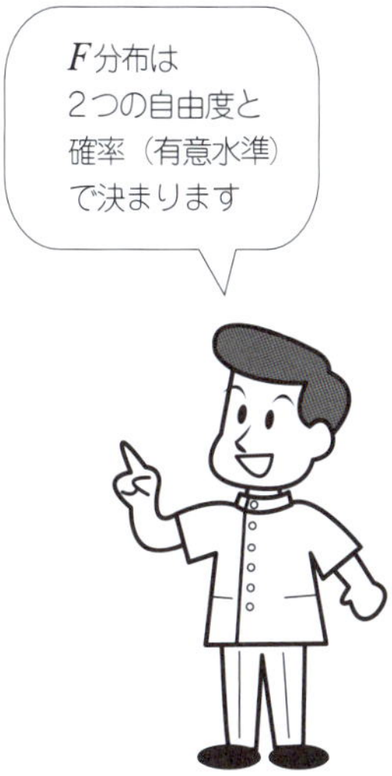

F分布は2つの自由度と確率（有意水準）で決まります

図3　F検定の流れ（手順）

さて，統計の醍醐味である検定はいかがでしたか．具体的な統計量や棄却限界値は難しそうな値ですが，考え方は45ページで説明したpH試験紙によるpHの測定と同じです．

実際に数値を計算することも大切ですが，この検定の概念を理解して，市販のパソコン用統計パッケージを，「ケガする」ことなく使えるようになることも重要です．

今後，さらに各種の検定を体験しながら学習していくことにしましょう．

■ 統計パッケージ
統計のためのソフトウェアとしてSPSSなどがある．Excelにもいろいろな統計解析を簡単に行える分析ツールが用意されている．

QUIZ

以下の○○を適当な言葉で埋めてください．

各データの「自由度」と判断精度である「有意水準」の情報により決められる判断基準を，○○域あるいはその境目を○○限界といいます．
この値は，分散の違いの検定では，数値表の○表を用いて調べることができます．

答は158ページ

3 アナログデータの母平均に違いはあるか？
t 検定

F 検定で分散に差異がない（等分散性がある）ことがわかったら，次に行うのは平均値に差があるかどうかを t 分布を使って調べる t 検定．
F 検定だけではデータ群に差がないといいきれないことに注意しよう．

対応のないデータの平均値の差の検定

東日本と西日本の塩分摂取量について，F 分布を用いた検定を学習してきました．例題を分析した結果，分散の違いがあるということがわかり，2つのデータ群が異なった母集団からのサンプリングであったことが推測されました．

もし，F 検定で分散に差がなかったらどうでしょう？

一般的にその次の段階として**平均値に差があるかどうかの分析**をしますが，それはどういうことなのかを整理しておくことにしましょう．

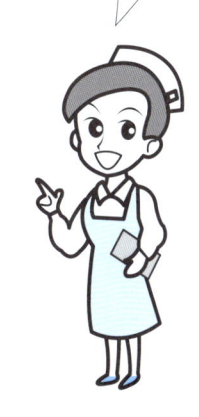

2つのデータ群の関係

2つのデータ群の関係を整理すると図1に示すとおりです．扱うデータは塩分量なので**計量値（アナログデータ）**です．したがって，**正規分布**を前提としています．正規分布ですから，**平均**と**分散**（バラツキ）がわかっていれば分布を規定することができます．つまり，平均と分散の組み合わせにより，その関係を表すことができます．

図1のAは分散と平均が同じ場合．Bは分散は同じであるが，平均が異なる場合．Cは分散が異なるが，平均が同じ場合．Dは分散も平均も異なる場合です．

平均に差がある場合のみ，2つのデータ群に差があると思われがちですが，51ページで説明したように，平均に差がなくても**分散**に差が見出せれば，2つのデータ群に差があると判定することができます．

これは，図1のCの場合で，平均に差がない場合でも，異なる母集団からのサンプリングであることがうかがえます．

また，Bのように，分散に違いがなくても，平均に違いがある場合があります．ここでは，この平均に違いがあるかどうかの検定を学習することにしましょう．

※ t 検定の流れには，いくつかの分かれ道があります．80ページの流れ図を参照しながら学習することをおすすめします．

■ 対応のない
比較するデータ群に，使用前，使用後のような対応関係がないということ．
「対応がある」について詳しくは71ページ．

> アナログデータ（計量値）で平均値を比べるといえば
> t 検定！

分散＼平均	$\mu_A = \mu_B$ 平均がほぼ同じ	$\mu_A \neq \mu_B$ 平均が大きく違う
$\sigma_A^2 = \sigma_B^2$ バラツキが似ている	A	B
$\sigma_A^2 \neq \sigma_B^2$ バラツキが違う	C	D

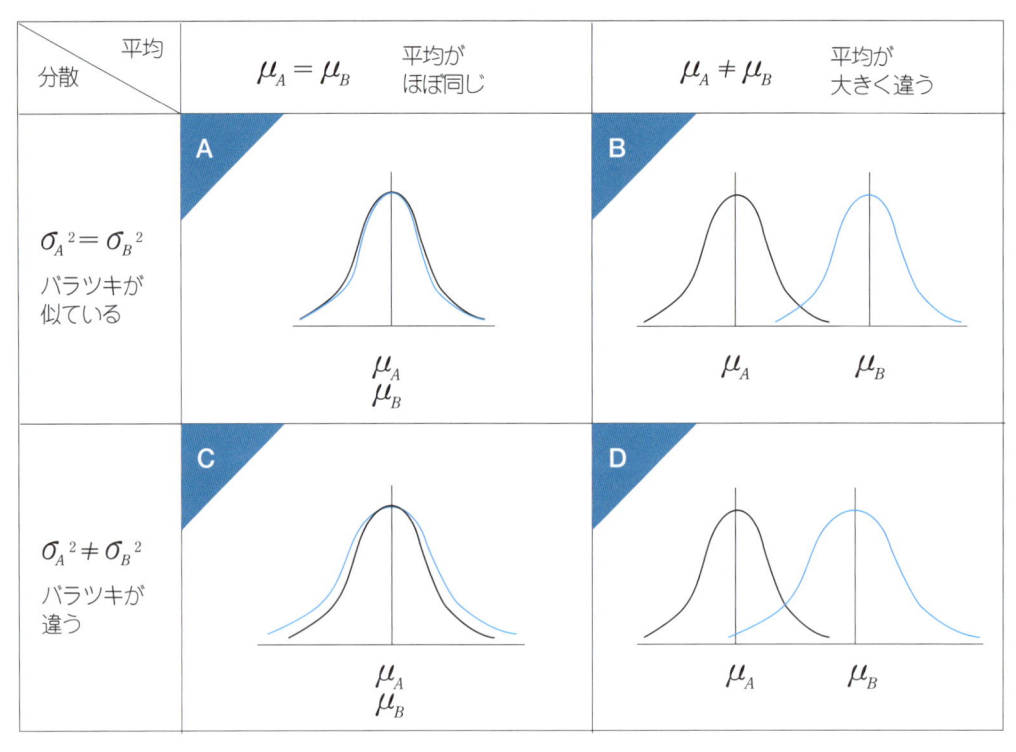

図1　2つのデータ群の関係

平均値の差の検定とは

　検定の内容が理解しやすいように，これまで用いてきた塩分摂取量の例を用います．ただし，データ，すなわち数値は，ここでの目的に合うようにこれまでとは異なったものを用います．

　さて，例題の概要を復習してみましょう．

　食事指導をする上で，「東日本と西日本では1日の塩分摂取量に違いがあるのだろうか？」という疑問がありました．

　東日本を1つの母集団，西日本も1つの母集団と考え，これらの母集団に違いがあるかどうかを調べようというわけです．

　さて，図1のAのようにバラツキと平均にわずかな差しかない場合は，同じ母集団からの抽出ということになりますが，Bのように平均が異なる場合，**なんらかの原因で分布全体がずれた**ことが考えられます．

　この場合，「**平均値に差があるかどうか**」という分析が必要になります．ただし，この分析の前提は**等分散性**です．つまり，**分散に差異がない**ことを前提として分析が成り立ちます．これは大切なルールなので覚えておきましょう．

　したがって，**F検定**により，事前に**分散の違いの検定**を行っておく必要があります．

> t検定で平均値を比べる前に F検定で分散に差がない（等分散性がある）ことを確認！

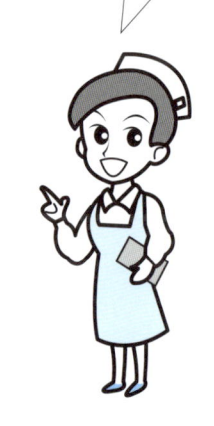

まずはF検定で等分散性を確認

表1のデータを用い，分散の違いの検定を行います．復習を兼ねて，検定のステップをチェックしておきましょう（次ページ図2）．

1 意図

「東日本と西日本では1日の塩分摂取量の分散に違いがあるか」を明らかにしたい．

2 帰無仮説と対立仮説を立てる

帰無仮説：東日本と西日本では1日の塩分摂取量の**分散に差がない**

$$(\sigma_A^2 = \sigma_B^2)$$

対立仮説：東日本と西日本では1日の塩分摂取量の**分散に差がある**

$$(\sigma_A^2 \neq \sigma_B^2)$$

3 有意水準

$\alpha = 5\%$

表1 データと偏差平方和の計算

データNo.	東日本 データ x_i	偏差 $x_i - \overline{x}$	偏差平方 $(x_i - \overline{x})^2$	西日本 データ y_i	偏差 $y_i - \overline{y}$	偏差平方 $(y_i - \overline{y})^2$
1	10	$10 - 9.5 = 0.5$	$(0.5)^2 = 0.25$	8	0	0
2	9	-0.5	0.25	7	-1	1
3	8	-1.5	2.25	6	-2	4
4	11	1.5	2.25	9	1	1
5	10	0.5	0.25	10	2	4
6	7	-2.5	6.25	9	1	1
7	12	2.5	6.25	10	2	4
8	8	-1.5	2.25	7	-1	1
9	11	1.5	2.25	6	-2	4
10	10	0.5	0.25	8	0	0
11	9	-0.5	0.25			
12	9	-0.5	0.25			
合計 平均	114 $\overline{x} = 9.5$ ①	0	③23	80 $\overline{y} = 8.0$ ②	0	④20

4 自由度

$$\phi_1(東日本)=11, \quad \phi_2(西日本)=9$$

自由度 ϕ は「データ数-1」で求めます.

5 統計量を計算する

$$F_0=\frac{V_B}{V_A}=1.06$$

不偏分散の大きい方を分子に,小さい方を分母にして計算する(注参照).不偏分散 V_A と V_B は偏差平方和を計算し,「データの数-1」で割る.

6 棄却域を求める

$$上限:F(9,11;0.025)=3.59$$

7 判定する

$$F_0=1.06 < F(9,11;0.025)=3.59$$

有意水準5%で

「東日本と西日本では1日の塩分摂取量の**分散に差がない**;$\sigma_A{}^2=\sigma_B{}^2$」

ということがわかり,等分散性が確認されました.

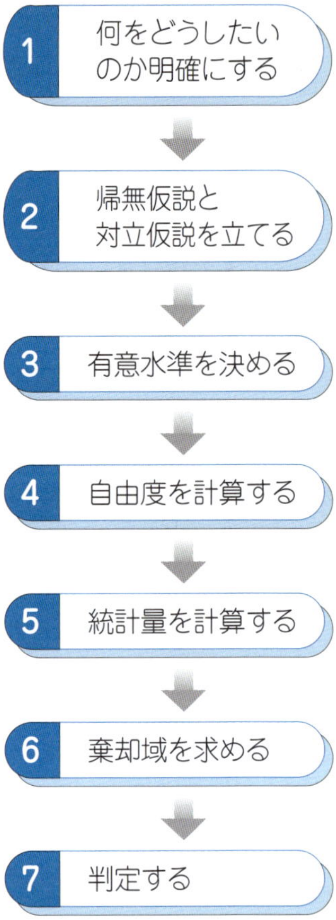

---

1 何をどうしたいのか明確にする

2 帰無仮説と対立仮説を立てる

3 有意水準を決める

4 自由度を計算する

5 統計量を計算する

6 棄却域を求める

7 判定する

図2 検定の流れ(手順)

■ 棄却域を求める

55ページで,F 表には $F(11,9;0.975)$ に該当するものが用意されていないことを説明した.そこで,下限値の計算に

$$F(11,9;0.975)=\frac{1}{F(9,11;0.025)}$$

の関係を利用することを示したが,実際にこの関係を利用して下限値を求めることはほとんどない.
検定を理解する目的で下限値の求め方を説明したが,実際には用いない方法である.
F 表を見ると,F 値はすべて1以上の値である.これは,分散比,すなわち F_0 を計算するときに不偏分散の大きい方を分子に,小さい方を分母にもってくると,必ず F_0 は1以上になることを利用しているからで,F_0 が1未満の検定,いい換えれば下限の棄却域に対する判定は考える必要がない.つまり,F 表を使うルールとして

$$F_0=\frac{不偏分散の大きい方}{不偏分散の小さい方}$$

を用いると,上限の棄却域を調べるだけで両側検定ができることになる.したがって,5%の有意水準の検定のときは,片側検定のように上限だけ調べればよい.ただし,$\frac{\alpha}{2}$ の2.5%の表を用いることになる.この場合,限界値 $F\left(\phi_1,\phi_2;\frac{\alpha}{2}\right)$ の ϕ_1 は分子のデータ群の自由度を,ϕ_2 は分母のデータ群の自由度を表す.
F 表はこのような検定方法を前提につくられているので,今後はこのルールを用いて検定をすることが無難だろう.しかし,5%の有意水準の両側検定であっても,見た目は2.5%の片側検定にみえることに注意しよう.

■ 次に平均値の差の検定（t 検定）

F 検定により等分散性が確認されたので，平均値に差があるかどうかの検定が行えます．表1のとおり，平均は9.5と8.0で差がありそうです．では，統計的手法を用いて客観的に判定してみましょう．

これは検定ですから，これまで学習してきたように，検定の手順に従って分析していくことにしましょう．

1 意図

「東日本と西日本では1日の塩分摂取量の平均に違いがあるか」を明らかにしたい．

2 帰無仮説と対立仮説を立てる

帰無仮説：東日本と西日本では1日の塩分摂取量の**平均に差がない**
$$(\mu_A = \mu_B)$$
対立仮説：東日本と西日本では1日の塩分摂取量の**平均に差がある**
$$(\mu_A \neq \mu_B)$$

3 有意水準

$$\alpha = 5\%$$

4 自由度

この検定の場合，自由度 ϕ は
$$\phi = (n_1 - 1) + (n_2 - 1) = (n_1 + n_2) - 2 = (12 + 10) - 2 = 20$$
となります．

5 統計量を計算する

このような例の場合は t 分布を用い，式1のように統計量 t_0 を求め，検定を行います．

式1 統計量
$$t_0 = \frac{|\text{A群の平均} - \text{B群の平均}|}{\sqrt{\dfrac{\text{A群の偏差平方和} + \text{B群の偏差平方和}}{\text{A群のデータ数} - 1 + \text{B群のデータ数} - 1}} \times \sqrt{\dfrac{1}{\text{A群のデータ数}} + \dfrac{1}{\text{B群のデータ数}}}}$$

式のように，（A群の平均－B群の平均）の結果は｜　｜（絶対値）を用います．これは，データ間の平均値の大小関係をみるのではなく，平均値の差を用いることを示しています．

■ t 分布
正規母集団 $N(\mu, \sigma^2)$ からサンプリングした大きさ n のデータの平均値の分布は
$$N\left(\mu, \frac{\sigma^2}{2}\right)$$
に従う．
これを規準化し，σ の代わりにデータの不偏分散 V の平方根を代入したものを t とおくと
$$t = \frac{\bar{x} - \mu}{\dfrac{\sqrt{V}}{\sqrt{n}}}$$
は，自由度 $\phi = n - 1$ の t 分布に従う．
図Aのように，正規分布に似た，釣り鐘状の左右対称な分布である．

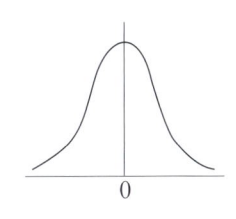

図A t 分布

■ 絶対値
122ページ注参照．

表1と対比させると

$$t_0 = \frac{|①-②|}{\sqrt{\dfrac{③+④}{12-1+10-1}} \times \sqrt{\dfrac{1}{12}+\dfrac{1}{10}}}$$

それぞれ数値を代入すると

$$t_0 = \frac{|9.5-8.0|}{\sqrt{\dfrac{23+20}{12-1+10-1}} \times \sqrt{\dfrac{1}{12}+\dfrac{1}{10}}}$$

$$= 2.389$$

となりました．

6 棄却域を求める

表2の t 表から，自由度20，有意水準5％の t の値を探します．t 分布の場合，$t(\phi, \alpha)$ で限界値を表します．

t 表から，$t(20, 0.05) = 2.086$，念のため有意水準1％の値も調べておくと，$t(20, 0.01) = 2.845$ となります．

表2　t 表（一部）

ϕ \ α	0.10	0.05	0.02	0.01
1	6.314	12.706	31.821	63.656
2	2.920	4.303	6.965	9.925
3	2.353	3.182	4.541	5.841
4	2.132	2.776	3.747	4.604
5	2.015	2.571	3.365	4.032
⋮	⋮	⋮	⋮	⋮
20	1.725	2.086	2.528	2.845

■ t 表

これまで学習した F 表と同様に，t 表は t 分布の限界値を自由度と有意水準により整理したもの．
計算された自由度と，分析者が決めた有意水準との交点が限界値．
t 表は，両側に棄却域を設けた場合の限界値を示したものが多く，1回の比較で両側検定ができるようになっている．これは，t 分布が左右対称な分布だからである．
この例では，自由度が20なので ϕ の20の行と，有意水準5％にあたる α（ここでは両側確率）が0.05の列との交点が，求める $t(20, 0.05)$ である限界値．
ExcelにはTINVという統計関数が用意されている．

t 分布は自由度，確率（有意水準）で決まります

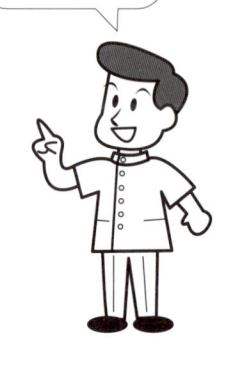

7 判定する

$$t(20, 0.05) = 2.086 < t_0 = 2.389 < t(20, 0.01) = 2.845$$

有意水準5％で
「東日本と西日本では1日の塩分摂取量の**平均に差がある**；$\mu_A \neq \mu_B$」
と判定されました．つまり，図1のBの状態で，平均に差があることがわかったのです．

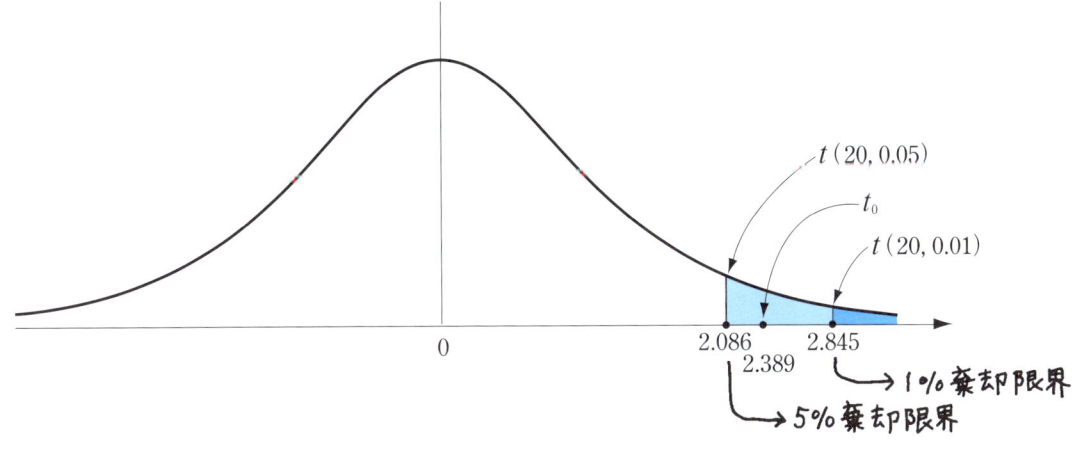

図3 t分布による判定

（図中の注釈）
t(20, 0.05)
t_0
t(20, 0.01)
2.086 → 5%棄却限界
2.389
2.845 → 1%棄却限界

　徐々に複雑な数式が出始めましたが，複雑な数式の意味を細部にわたって理解する必要はありません．私たちは統計学者ではないので，道具としての統計の使い方を間違えない程度に学習すればよいのです．ただし，ルールはルールとして覚えておくようにしましょう．

対応のないデータの平均値の差の検定（ウェルチの検定）

　51ページのF検定は，分散の違いの検定，つまり2つのデータ群の分布を規定する**バラツキの違い**を検定するものでした．

　その結果，図1の下段の2つ，すなわちCあるいはDの場合であることがわかりました．

　また，59ページのt検定では，2つのデータ群の**分散に差がない場合**の，**平均値の差の検定**を行いました．これは，2つのデータ群が，図1の上段のAにあたるのか，Bにあたるのかという場合です．

　しかし，ここで1つ確かめたくなることがあります．それは，**分散に違いがあり**，異なる母集団からのサンプリングであることがわかったとしても，**平均値に違いはあるかどうか**を確かめたくなる，つまり図1の下段のCとDのどちらになるか知りたいと思うのが人情です．

　このような場合，つまり分散に違いがあることが確認され，さらにそのデータ群の平均値の差を確認したい場合の検定を学習することにしましょう．

（吹き出し）
分散に違いがある場合も平均値の差があるかどうか知りたいんですが…

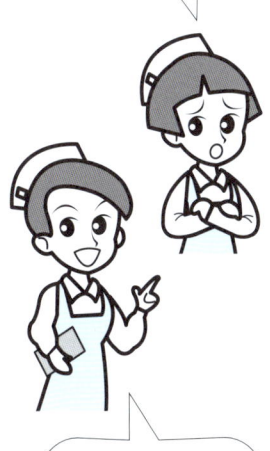

そんなときはt検定のなかでもウェルチの検定を選びましょう

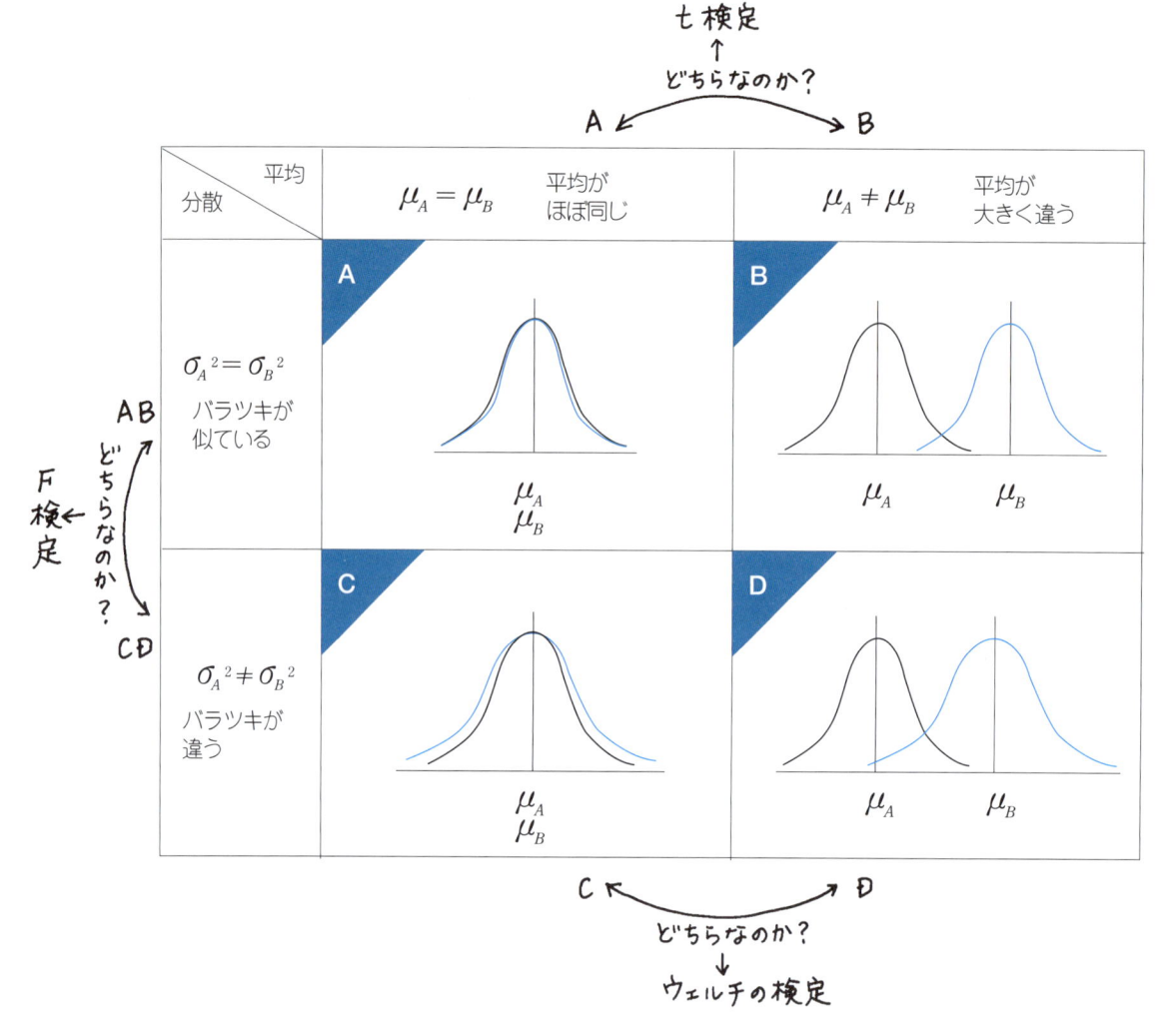

図4 2つのデータ群の関係

ウェルチの検定とは

検定の内容が理解しやすいように，これまでどおり塩分摂取量の例を用います（表3）．ただし，データ，すなわち数値は，今回の目的に合うようにこれまでとは異なったものを使います．

さて，図4のCやDのようにバラツキが異なっていれば，2つの分布が異なることは明らかですが，代表値である平均に差異があるかどうか，つまりCなのかDなのかの検定をすることができます．

これを**ウェルチの検定**といいます．ウェルチの検定をする場合の前提は，「等分散性」が棄却されていることなので，**F検定をして，等分散ではないことを確認しておく必要があります**.

表3 データと偏差平方和の計算

データ No.	東日本 データ x_i	偏差 $x_i - \overline{x}$	偏差平方 $(x_i - \overline{x})^2$	西日本 データ y_i	偏差 $y_i - \overline{y}$	偏差平方 $(y_i - \overline{y})^2$
1	13	$13 - 9.5 = 3.5$	$(3.5)^2 = 12.25$	7	-0.4	0.16
2	6	-3.5	12.25	6	-1.4	1.96
3	12	2.5	6.25	8	0.6	0.36
4	10	0.5	0.25	9	1.6	2.56
5	7	-2.5	6.25	7	-0.4	0.16
6	8	-1.5	2.25	6	-1.4	1.96
7	11	1.5	2.25	8	0.6	0.36
8	9	-0.5	0.25	6	-1.4	1.96
9	13	3.5	12.25	7	-0.4	0.16
10	13	3.5	12.25	10	2.6	6.76
11	5	-4.5	20.25			
12	7	-2.5	6.25			
合計	114	0	③93 ←偏差平方和	74	0	④16.4 ←偏差平方和
平均	$\overline{x} = 9.5$ ①			$\overline{y} = 7.4$ ②		

まずはF検定で等分散性が棄却されていることを確認

等分散性の検定を,これまで学習した方法にそって行います.ここではおおまかな手順のみを示しましょう.

表3の偏差平方和から**不偏分散**を計算します.

■ 不偏分散
詳しくは54ページ.

東日本の不偏分散は③の偏差平方和を用いて計算すると $\dfrac{93}{11} = 8.455$

西日本の不偏分散は④の偏差平方和を用い計算すると $\dfrac{16.4}{9} = 1.822$

となります.

F検定の場合,不偏分散の小さい方を分母に,大きい方を分子にして,F_0が1より大きくなるようにすることがルールでした.したがって

$$F_0 = \frac{8.455}{1.822} \fallingdotseq 4.64$$

となります.

棄却限界の上限は

$$F(11, 9 ; 0.025) = 3.92$$

なので

$F(\phi_1, \phi_2 ; 0.025)$ の
ϕ_1は分子のデータ群の自由度,
ϕ_2は分母のデータ群の自由度
です

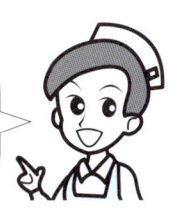

$$F(11, 9 ; 0.025) = 3.92 < F_0 = 4.64$$

となり，有意水準5％で

「東日本と西日本では1日の塩分摂取量の**分散に差がある**；$\sigma_A^2 \neq \sigma_B^2$」

つまり，等分散性が確認されません（等分散とみなせない）でした．

次に平均値の差の検定（ウェルチの方法）

F検定により等分散性が確認されなかったので，ウェルチの方法によって，平均値に差があるかどうかという検定が行えます．

表3を見ると，平均は9.5と7.4で差がありそうです．では，統計を用いて客観的に判定してみましょう．これは検定ですから，これまで学習してきたように，検定の手順に従って分析していくことにしましょう．

1 意図

「東日本と西日本では1日の塩分摂取量の平均に違いがあるか」を明らかにしたい．

2 帰無仮説と対立仮説を立てる

帰無仮説：東日本と西日本では1日の塩分摂取量の**平均に差がない**

$$(\mu_A = \mu_B)$$

対立仮説：東日本と西日本では1日の塩分摂取量の**平均に差がある**

$$(\mu_A \neq \mu_B)$$

3 有意水準

$$\alpha = 5\%$$

4 自由度

ウェルチの検定の場合，自由度ϕは式2のように計算します．

式2

$$\phi = \frac{\left(\dfrac{\text{A群の不偏分散}}{\text{A群のデータ数}} + \dfrac{\text{B群の不偏分散}}{\text{B群のデータ数}}\right)^2}{\dfrac{(\text{A群の不偏分散})^2}{(\text{A群のデータ数})^2 \times (\text{A群のデータ数} - 1)} + \dfrac{(\text{B群の不偏分散})^2}{(\text{B群のデータ数})^2 \times (\text{B群のデータ数} - 1)}}$$

式2に表3から数値をあてはめてみましょう．

$$\text{自由度} \quad \phi = \frac{\left(\dfrac{\frac{93}{12-1}}{12} + \dfrac{\frac{16.4}{10-1}}{10}\right)^2}{\dfrac{\left(\frac{93}{12-1}\right)^2}{(12)^2 \times (12-1)} + \dfrac{\left(\frac{16.4}{10-1}\right)^2}{(10)^2 \times (10-1)}}$$

これを計算すると$\phi \fallingdotseq 16.11$となりますが，小数点以下を切り捨てて
$$\phi = 16$$
を用います．

5 統計量を計算する

ウェルチの検定の場合もt分布を用いてt検定を行います．統計量t_0は式3にあてはめて計算します．

式3
$$\text{統計量} \quad t_0 = \frac{|\text{A群の平均} - \text{B群の平均}|}{\sqrt{\dfrac{\text{A群の不偏分散}}{\text{A群のデータ数}} + \dfrac{\text{B群の不偏分散}}{\text{B群のデータ数}}}}$$

式のように，（A群の平均－B群の平均）の結果は絶対値（| |）を用います．これは，データ間の平均値の大小関係をみるのではなく，平均値の差を用いることを示しています．

不偏分散は，等分散性の検定（F検定）のところで計算済みですので，その値とそれぞれのデータ群のデータ数を式3に代入すると

$$t_0 = \frac{|\ 9.5 - 7.4\ |}{\sqrt{\dfrac{\frac{93}{12-1}}{12} + \dfrac{\frac{16.4}{10-1}}{10}}}$$

となり
$$t_0 \fallingdotseq 2.230$$
と計算されます．

6 棄却域を求める

表4のt表から，自由度16，有意水準5％のtの値を探します．t分布は前回学習したとおり，$t(\phi, \alpha)$で限界値を表します．
t表から

表4 *t* 表（一部）

ϕ \ α	0.10	0.05	0.02	0.01
1	6.314	12.706	31.821	63.656
2	2.920	4.303	6.965	9.925
3	2.353	3.182	4.541	5.841
4	2.132	2.776	3.747	4.604
5	2.015	2.571	3.365	4.032
6	1.943	2.447	3.143	3.707
7	1.895	2.365	2.998	3.499
8	1.860	2.306	2.896	3.355
9	1.833	2.262	2.821	3.250
10	1.812	2.228	2.764	3.169
11	1.796	2.201	2.718	3.106
12	1.782	2.179	2.681	3.055
13	1.771	2.160	2.650	3.012
14	1.761	2.145	2.624	2.977
15	1.753	2.131	2.602	2.947
16	1.746	2.120	2.583	2.921
17	1.740	2.110	2.567	2.898
18	1.734	2.101	2.552	2.878
19	1.729	2.093	2.539	2.861
20	1.725	2.086	2.528	2.845

$t(16, 0.05) = 2.120$

念のため有意水準1％の値もみつけておくと

$t(16, 0.01) = 2.921$

となります．

7 判定する

$t(16, 0.05) = 2.120 < t_0 = 2.230 < t(16, 0.01) = 2.921$

有意水準5％で

「東日本と西日本では1日の塩分摂取量の**平均に差がある**；$\mu_A \neq \mu_B$」と判定されました．つまり，図4のDの状態で，平均に差があることがわかったのです．

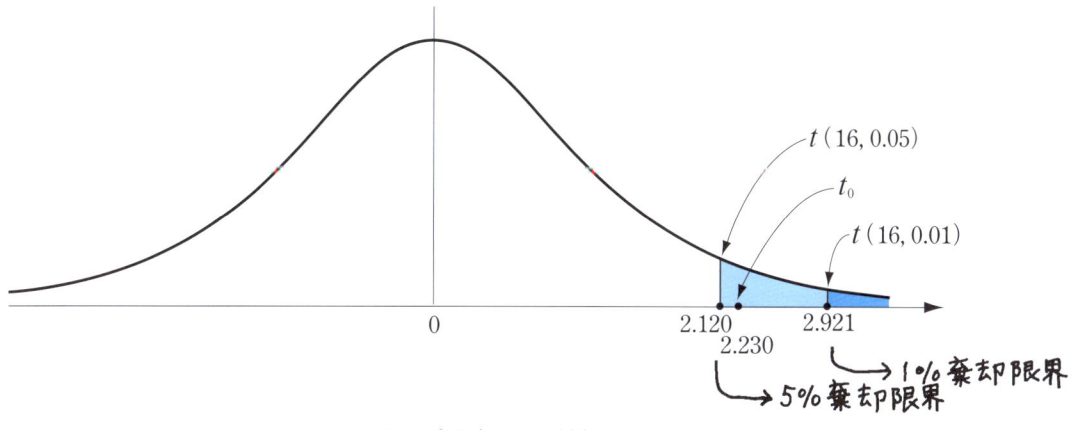

図5 t分布による判定

 最後に，自由度の計算で小数点以下を切り捨てましたが，これは四捨五入をしたのではなく，意図があって切り捨てました．
 表4のϕが16と17で$\alpha=0.05$の値を見てください．自由度が大きくなれば，データ数が多いことを示すので棄却限界値は小さく（ハードルが低く）なります．もし，ϕの計算で16.51が算出されたらどうでしょう．四捨五入であれば$\phi=17$となり，ハードルを低くしてしまうことになるので，判断を誤るというリスクを負うことになります．そこで，このリスクを回避するために，小数点以下を切り捨てたというわけです．
 もし，$\phi=16.89$だったらどうでしょう？ 17に近い場合は，このように分析者がリスクをマネージメントして判断してください．

対応のあるデータの平均値の差の検定

 さて，ここではt検定の主なもののうち，残された1つを学習することにしましょう．
 このt検定は，「対応のあるデータの平均値の差の検定」あるいは「対データの平均値の差の検定」とよばれています．
 つまり，**検定しようとするデータが対になっている場合の検定**です．データが対になっているとはどういうことか，例をあげて説明しましょう．

 太りすぎを気にしている，ある10人のグループAがあったとします．その時点での体重は表5の「前の体重a」です．
 皆でスポーツジムに通うことになり，3か月で5kgの減量を目標とし

> 使用前，使用後のようにデータに「対応がある」ときのt検定です

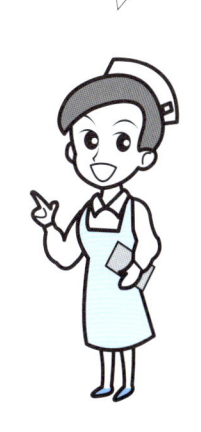

て，インストラクターにメニューをそれぞれ作成してもらいました．

このメニューを忠実にこなした結果，表5の「後の体重a'」になりました．このグループはもはやA群ではなく，A′群という異なったグループになっている可能性があります．

図6を見てみましょう．これまで学習してきた平均値の差の検定は(a)の場合にあたります．つまり，それぞれのデータ群は異なると思われる母集団から抽出したサンプルでした．

その例としてこれまでは，東日本と西日本という母集団を取り上げて考えてきました．したがって，群のデータ数が一致していなくても分析することができたのです．

ところが(b)の場合は，A群のメンバーとA′群のメンバーは同じです．ただA′となっているのは，スポーツジムに通って減量したことにより，体重が変わった可能性があるという意味です．

つまり，対応のあるデータの平均値の差の検定は，この例でいえばメンバーという「人」のバラツキを取り除いて，スポーツジムの「効果」だけを取り出す工夫をした検定です．

したがって表5のように，1から10の**データ採取の対象**（グループのメンバー）**は同じで，データ採取の条件**（スポーツジムに通う前と後）**が異なる場合には**，t検定のうち「対応のあるデータの平均値の差の検定」を用いることになります．

検定

検定の手順に従って分析していくことにしましょう．

これまでの平均値の差の検定は，$\mu_A = \mu_B$ や $\mu_A \neq \mu_B$ というように，各グループの平均値に違いがあるかどうか吟味してきましたが，対応のあるデータの場合は

$$\mu_A - \mu_B = 0 \quad \text{や} \quad \mu_A - \mu_B \neq 0$$

というふうに，対になったデータの平均値の差が0であるかどうかという検定を行います．

1 意図

「スポーツジムに通う**前**の体重の**平均値**と，スポーツジムに3か月通った**後**の体重の**平均値に違いがあるか**」を明らかにしたい．すなわち，スポーツジムの**効果**をみたい．

表5 データと分散（不偏分散）の計算

メンバー	前の体重 a_i	後の体重 a_i'	$a_i - a_i'$ (x_i)	$(a_i - a_i')^2$ (x_i^2)
1	65	62	3	9
2	73	64	9	81
3	59	57	2	4
4	60	61	−1	1
5	58	53	5	25
6	59	55	4	16
7	62	62	0	0
8	64	66	−2	4
9	59	53	6	36
10	62	57	5	25
合計	621	590	② 31	③ 201
平均	62.1	59.0	① 3.1	

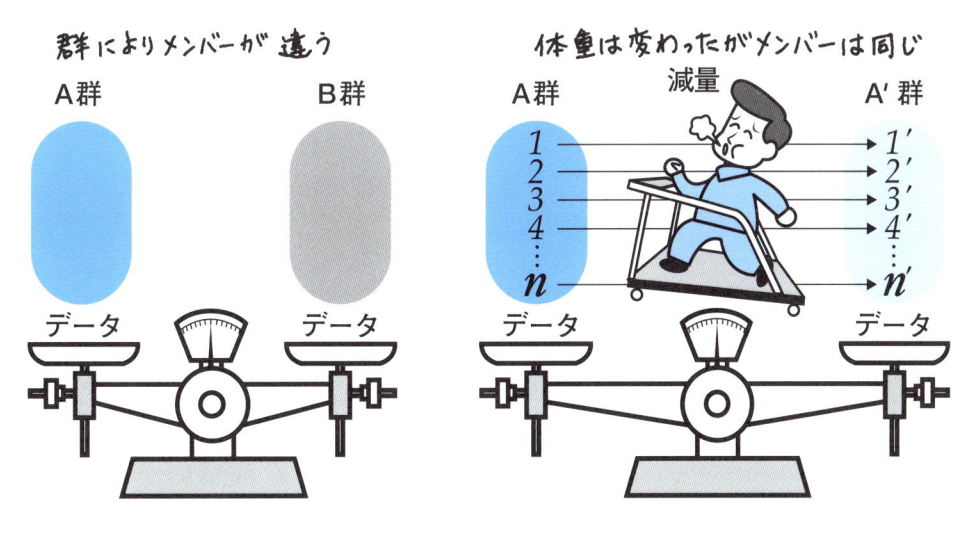

(a) これまで学習した平均値の差の検定　　(b) 対応のあるデータの平均値の差の検定

図6　平均値の差の検定の考え方の違い

2 帰無仮説と対立仮説を立てる

帰無仮説：ジムに通う前とジムに通った後の体重の**平均に差がない**

$$(\mu_a - \mu_{a'} = 0)$$

対立仮説：ジムに通う前とジムに通った後の体重の**平均に差がある**

$$(\mu_a - \mu_{a'} \neq 0)$$

3 有意水準

$\alpha = 5\%$

4 自由度

この検定の場合，自由度は $\phi = n - 1$ です．

グループのメンバーは10人なので，n は10です．これを計算すると

$\phi = 10 - 1 = 9$

となります．

5 統計量を計算する

統計量 t_0 を求め，t 検定を行います．式4を計算することが目的です．

式4
$$t_0 = \frac{\text{対データごとの差の平均値}}{\sqrt{\dfrac{\text{対データごとの差の不偏分散}}{\text{データ数}}}}$$

ここで

対データごとの差の平均値

は，表5の①にあたります．

また

対データごとの差の不偏分散

は，対データごとの差，つまり $a - a'$ の計算結果をローデータと考え，その**分散をまず計算してから不偏分散を求めます**．分散 s^2 を求める式は式5のような式でした．

式5
$$s^2 = \frac{\sum_{i=1}^{n}(x_i - \bar{x})^2}{n}$$

← 16ページで学習した一般的な分散の式です

つまり，この式は偏差平方和をデータ数で割ったもので，分散の意味を学ぶためには有効ですが，実際に値を算出する場合，平均値を算出してからでないと計算できないという制約があります．

たとえば，平均値が小数を含んでいたら計算は大変めんどうになります．

そこで，**データ表を用いた簡便な分散の算出法**を学ぶことにしましょう．

式5の分散の基本形を変形し，平均値$\bar{x}$を含まない式にすると，式6のようになります．

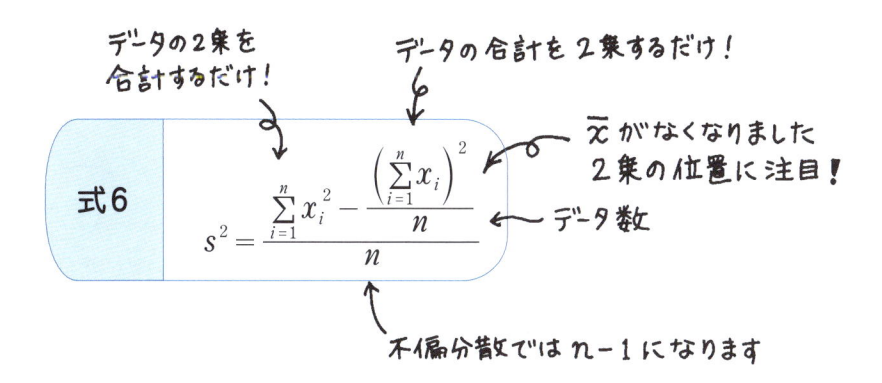

式6：データの2乗を合計するだけ！　データの合計を2乗するだけ！　$\bar{x}$がなくなりました　2乗の位置に注目！

$$s^2 = \frac{\sum_{i=1}^{n} x_i^2 - \dfrac{\left(\sum_{i=1}^{n} x_i\right)^2}{n}}{n}$$

データ数／不偏分散では$n-1$になります

さて，新しい方法は一見すると式の数が多くなって難しそうに思えますが，分子の前の式はデータ（x）の2乗をすべて足し合わせればよいだけです．また，分子のうしろの式はデータの合計を2乗してデータ数で割ればよいだけで，データ表さえあれば簡単に分散が求められます．

ここで求めるべきものは**不偏分散**です．以前学習したように，普通の分散は偏差平方和をデータ数で割って求めるのに対し，不偏分散は自由度（$\phi = n-1$）で割って求めました．したがって，ここでも自由度で割ることになります．

表5のデータを用いて，もう一度統計量t_0の式4を確認しておくと，式7のようになります．この場合，式6のx_iは「対データごとの差」$a - a'$であることに注意してください．

■ 分散の基本形を変形
どう変形すると式5が式6になるのか，ここでは気にしなくてよいが，どうしても気になる人は76ページを見てください．

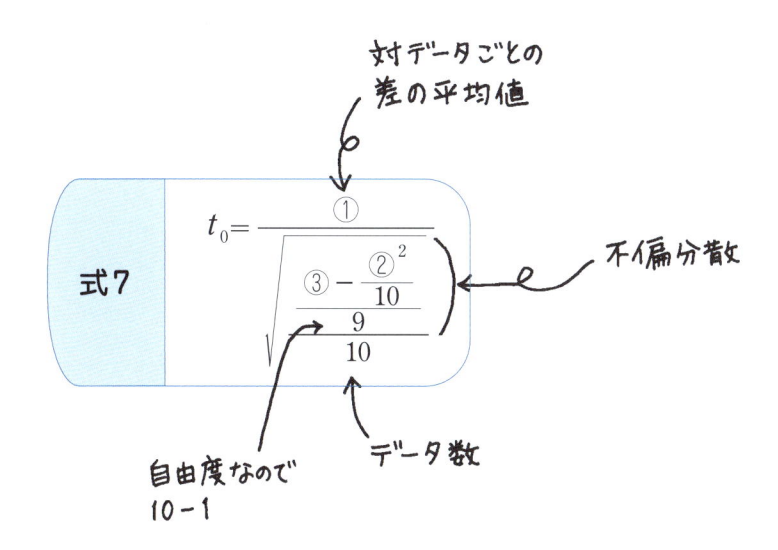

式7：対データごとの差の平均値／不偏分散／自由度なので$10-1$／データ数

$$t_0 = \frac{①}{\sqrt{\dfrac{③ - \dfrac{②^2}{10}}{9}\Big/10}}$$

それぞれ数値を代入すると

$$t_0 = \frac{3.1}{\sqrt{\dfrac{201 - \dfrac{31^2}{10}}{9}{10}}}$$

$$= 2.871$$

となりました．

> むずかしそうだった
> 式4も，
> これでカンタンに
> 計算できました

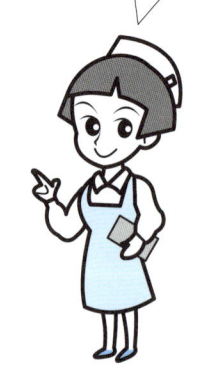

■ 分散の基本形を変形

式5を変形するために，まず式5の分子だけを変形してみよう．

$$\sum_{i=1}^{n}(x_i - \bar{x})^2 = \sum_{i=1}^{n}(x_i^2 - 2x_i\bar{x} + \bar{x}^2)$$
$$= \sum_{i=1}^{n}x_i^2 - 2\sum_{i=1}^{n}x_i\bar{x} + \sum_{i=1}^{n}\bar{x}^2$$

ここで $\bar{x}$ は平均値なので定数であること，$\bar{x}^2 = 1 \cdot \bar{x}^2$ であることに注目する．定数は $\sum$ の前に出すことができるので

$$= \sum_{i=1}^{n}x_i^2 - 2\bar{x}\sum_{i=1}^{n}x_i + \bar{x}^2\sum_{i=1}^{n}1$$

ここで $\bar{x} = \dfrac{\sum_{i=1}^{n}x_i}{n}$, $\sum_{i=1}^{n}1$ は i が1から n まで変化しても，i の添え字がついた式が含まれていないので，1を n 回足し合わせることになる．よって

$$\sum_{i=1}^{n}1 = 1 + 1 + 1 + \cdots + 1 \quad (n個) = n$$

なので

$$= \sum_{i=1}^{n}x_i^2 - 2\frac{\sum_{i=1}^{n}x_i}{n} \cdot \sum_{i=1}^{n}x_i + \left(\frac{\sum_{i=1}^{n}x_i}{n}\right)^2 \cdot n$$

$$= \sum_{i=1}^{n}x_i^2 - 2\frac{\left(\sum_{i=1}^{n}x_i\right)^2}{n} + \frac{\left(\sum_{i=1}^{n}x_i\right)^2}{n^2} \cdot n$$

$$= \sum_{i=1}^{n}x_i^2 - 2\frac{\left(\sum_{i=1}^{n}x_i\right)^2}{n} + \frac{\left(\sum_{i=1}^{n}x_i\right)^2}{n}$$

$$= \sum_{i=1}^{n}x_i^2 - \frac{\left(\sum_{i=1}^{n}x_i\right)^2}{n}$$

この式全体を n で割ると，式6が求まる．

6 棄却域を求める

表6のt表から,自由度9,有意水準5%のt_0の値を探します.

t分布はこれまで学習したとおり,$t(\phi, \alpha)$で限界値を表します.

t表から,有意水準5%の場合は
$$t(9, 0.05) = 2.262$$
念のため有意水準1%の値も探しておくと
$$t(9, 0.01) = 3.250$$
となります.

表6 t表(一部)

ϕ \ α	0.10	0.05	0.02	0.01
1	6.314	12.706	31.821	63.656
2	2.920	4.303	6.965	9.925
3	2.353	3.182	4.541	5.841
4	2.132	2.776	3.747	4.604
5	2.015	2.571	3.365	4.032
6	1.943	2.447	3.143	3.707
7	1.895	2.365	2.998	3.499
8	1.860	2.306	2.896	3.355
9	1.833	2.262	2.821	3.250
10	1.812	2.228	2.764	3.169
11	1.796	2.201	2.718	3.106

7 判定する

$$t(9, 0.05) = 2.262 < t_0 = 2.871 < t(9, 0.01) = 3.250$$

有意水準5%で

「ジムに通う前とジムに通った後の体重の平均に**差がある**;$\mu_a - \mu_{a'} \neq 0$」と判定されました.

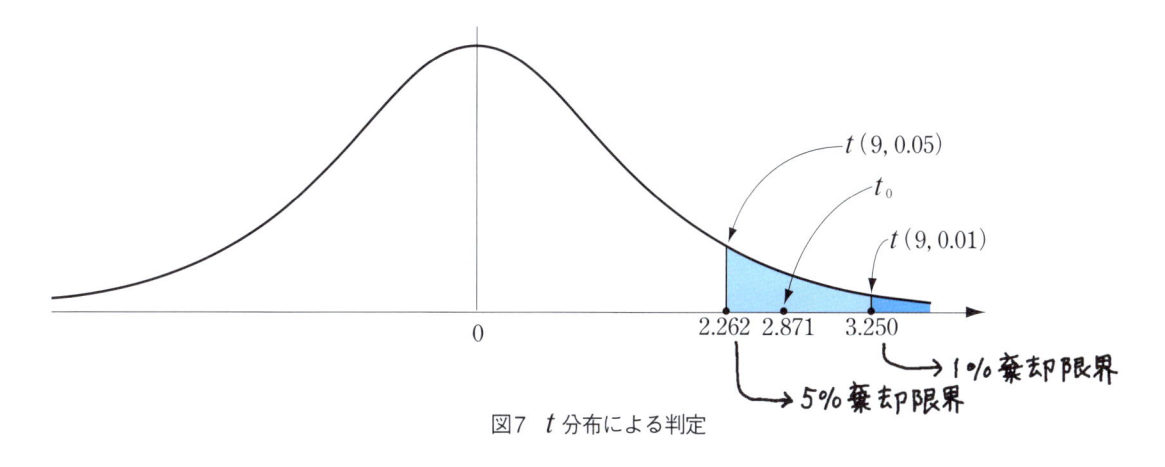

図7 t分布による判定

減量できたのは平均3.1 kgだったので,目標の5 kg減には及びませんでしたが,平均62.1 kgから59.0 kgへの減量は**有意な差があり**,それぞれのメニューをこなした**効果があった**ことがわかりました.

ただ,グループのなかには増量してしまった人や体重に変化がなかった人もいます.これはAというグループ全体をみたときのスポーツジムに通った効果であり,たまにはその傾向からはずれてしまう人もいます.

その証拠にこの検定は有意水準5％で差が認められたものの，1％では有意差が認められませんでした．
　つまり，体重が増えたり変化がなかった人が多いと，5％の有意水準でも有意差が認められないことがありそうです．
　また，このグループのなかには9kgも減量した人がいて，グループ全体の減量傾向にデータとして**貢献しているように見えますが，かえってバラツキを大きくしています**．この場合，不偏分散が大きくなるので，検定を行うための統計量であるt_0の分母が大きくなり，t_0の値が小さくなってしまうので，**帰無仮説が棄却されない可能性が高くなります**．
　このように，検定は全体のバランスから，公平に判断してくれるのです．
　ここで，1つ確認すべきことがあります．当初，「対応のあるデータの平均値の差の検定」は，この例の場合，メンバーという「人」のバラツキを取り除いてスポーツジムの「効果」だけを取り出す工夫をした検定であると説明しました．
　しかし，増量した人や9kgも減量した人のデータがあることも事実で，個人に主眼をおいたデータのような気がします．何かしっくりきません．
　ここでいう**人のバラツキ**とは，その人が何kg減量したかではなく，もともともっている**特性**のことなのです．
　つまり，9kg減量した人はもとは73kgでした．一方，1kg増えてしまった人はもとは60kgで，スポーツジムに通った後でも，増量した人の方が体重は少ないのです．
　身長やそのほかの情報が併記されていないので，どちらの人が太っているのかわかりませんが，もとの体重という個人の特徴を，この検定では取り除いているという意味です．
　たとえば，このグループAに元横綱の曙が所属していたとしても，ほかのデータと同等に分析が行えるのです．曙の**体重そのものを議論するのではなく，変化量を議論している**からです．

1kg 増 現在 61kg

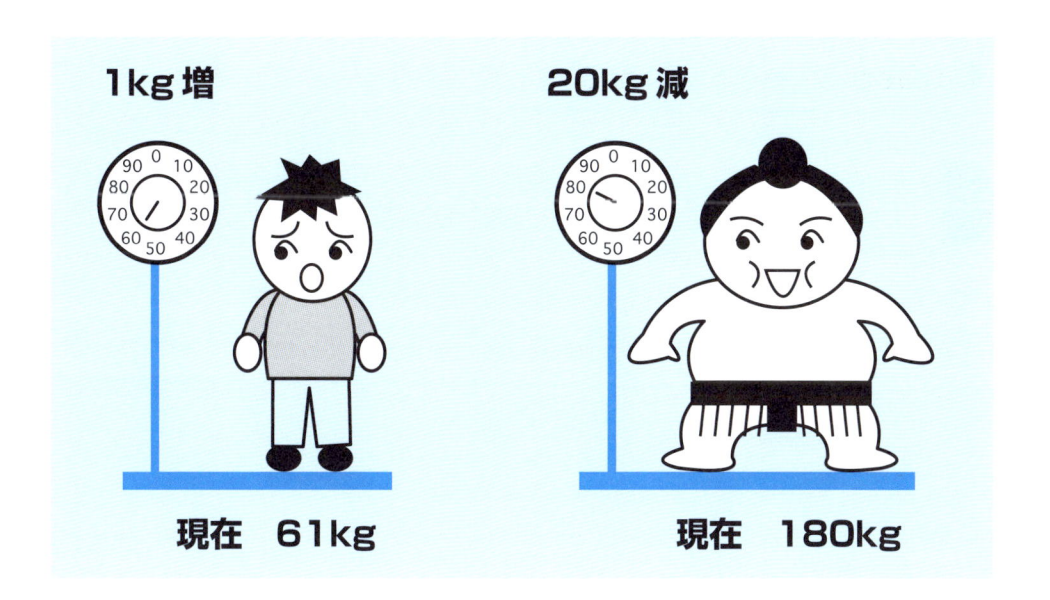

20kg 減 現在 180kg

　ある群と他の群との平均値を比較するときも，66ページの図4を思い出して，バラツキ・平均の観点を確認し，適切な検定方法を選びましょう．また，データの対応の有無によっても分析方法が異なることがおわかりいただけたと思います．

　検定は客観的な判断といいますが，これは決められたルールに従ってはじめていえることです．ルール違反をしないように，十分に慣れるまで，統計の「意図」から「判定」までのステップを確実に踏むことを習慣づけましょう．

● t 検定の流れを確認しましょう ●

1 何をどうしたいのか明確にする
2つのデータ群（アナログデータ：計量値に限る）に違いがある（平均に差がある）かどうか知りたい

↓

＜データに対応が＞ ──ある──→

↓ない

事前に F 検定をする（51〜58ページ）

等分散性がある　　　　　等分散性がない　────→ **ウェルチの検定（65ページ）**
（分散に差がない）↓　　（分散に差がある）

2 帰無仮説と対立仮説を立てる

	等分散	ウェルチ
帰無仮説　差がない	$\mu_A = \mu_B$	$\mu_A = \mu_B$
対立仮説　差がある	$\mu_A \neq \mu_B$	$\mu_A \neq \mu_B$

3 有意水準を決める
5％か1％に決める　　　　　5％か1％に決める

4 自由度を計算する
データの総数−2　　　　　68ページの式2

5 統計量を計算する
統計量 t_0 を算出する（63ページ）　　　統計量 t_0 を算出する（69ページ）

6 棄却域を求める
t 表を用いて棄却域を割り出す（両側検定）　　　t 表を用いて棄却域を割り出す（両側検定）

7 判定する
t_0 が棄却域にあれば対立仮説を，棄却域になければ帰無仮説を採択する　　　t_0 が棄却域にあれば対立仮説を，棄却域になければ帰無仮説を採択する

> t 分布は自由度，確率で決まります

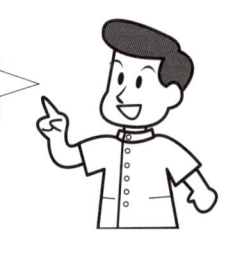

| 対応のあるデータの |
| 平均値の差の検定 |
| （71ページ） |

帰無仮説　差がない　$\mu_a - \mu_{a'} = 0$
対立仮説　差がある　$\mu_a - \mu_{a'} \neq 0$

5％か1％に決める

データの対の数 − 1

統計量 t_0 を算出する
（74ページ）

t 表を用いて棄却域を割り出す
（両側検定）

t_0 が棄却域にあれば対立仮説を，棄却域になければ帰無仮説を採択する

QUIZ

1. 以下の○○を適当な言葉で埋めてください．

t 表は，○○に棄却域を設けた場合の限界値を示したものが多く，1回の比較で両側検定ができるようになっています．また，F_0 を計算するときに不偏分散の○○○方を分母に，○○○方を分子にもってくると，棄却域との1回の比較で検定ができ，F 表はそのようにつくられています．

2つのデータ群の違いを調べるためには，○○○○の観点か，○○値の観点かにより分析の方法が異なってきます．前者の場合○検定をすることになります．後者の場合ウェルチの方法を用いることも1つの方法ですが，いずれにせよ統計的には○検定をすることになります．

2. 以下の2つのケースの場合，どちらに「対応のあるデータの平均値の差の検定」をすべきでしょうか．なお，ある人の血圧は，測定しているその日のうちは変化しないものとします．ただし，学生ですから測る人による測定血圧の差は生じるものと考えます．

（ケース1）
ある日，ある看護学校のA組の出席番号1番から10番の人と，B組の出席番号1番から10番の人をよんで，ある人の血圧を測ってもらった．

（ケース2）
看護学生のAさんとBさんに，ある人の血圧を10日間測ってもらった．

答は158ページ

4 デジタルデータ（実測値）と予測値は一致しているか？
χ^2 検定

計量値で行うF検定，t検定に対し，実測した計数値が理論値とどれだけ一致しているかを調べるのがχ^2検定．
ここで基礎をマスターすれば，今後の複雑な手順も恐れることはありません．

χ^2 検定の考え方

13ページで，「計量値と計数値の話」をしました．

実は，これまで学習したF検定およびt検定は，グラム（g）やメートル（m）などの連続的な値，つまり計量値に関する検定でした．

これからはそれに対応する**計数値の検定**を学習することにしましょう．

計数値とは，単位が人，個，回などの離散的な数をいいます．

たとえば，便宜上1.5人ということはあっても，実際には小数点以下の0.5人は存在しません．人間の数だったら必ず整数になり，その数が表そうとしている対象の性質を反映しているわけです．

数値の性質が異なれば，当然分析方法が異なってきます．

適合度

適合とは，あるものと，そのほかのあるものとが合っているかどうかということです．

具体的に統計で用いる場合は，実際に測った値（**実測値**）が，**理論値**や**期待値**と一致しているかどうかということです．

たとえば，図1に示したように調査データ（実測値）が正規分布に従うかどうかという場合です．

つまり，**適合度の検定**とは，**一致の度合**の検定のことです．

※ χ^2検定については108ページの流れ図を参照しながら学習することをおすすめします．

■ 離散的
とびとびの数値をとること．

■ 期待値
この本では期待値と理論値はほぼ同じ意味で使っている．期待という言葉は一般的には「何かを待ち望む」「未来に希望をつなぐ」という意味で使われるが，統計学ではあくまで理論的，数学的に計算された値，あるいはデータをもとに（仮に）予測した値のことをいう．

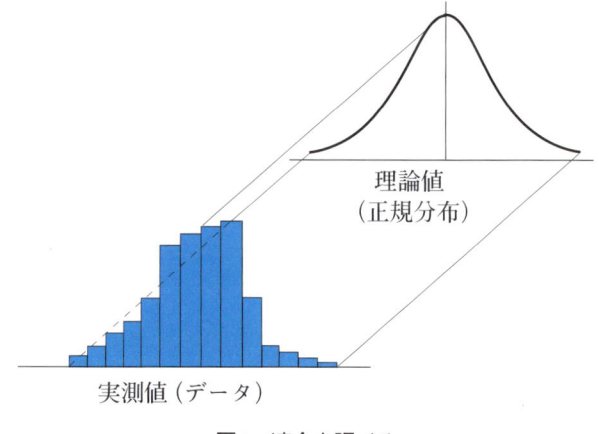

図1　適合を調べる

適合度の検定

適合度の検定は，式1により計算された値が，χ^2分布（87ページ図3）に従うことを利用しています．

$$式1\quad \chi_0^2 = \sum_{i=1}^{k} \frac{\{実測値 - 理論（期待）値\}^2}{理論（期待）値}$$

> デジタルデータ（計数値）について，実測値と期待値が適合するかどうかの検定です

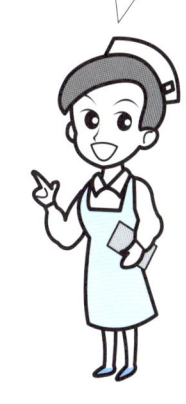

つまり，この式により計算された値を統計量として，これまで学習してきた手順と同様に検定をすればよいわけです．

これまでのF検定やt検定は，データから**母数（パラメーター）**であるμ（平均）やσ（標準偏差）を推定することを含んでいたので，これらの検定を**パラメトリック検定**といいます．

それに対し，χ^2検定は式1のとおりμやσの推定を含みません．このような検定を**ノンパラメトリック検定**といいます．

このような検定方法の分類は，ほかの専門書を参考にするときに役立つので，覚えておくと便利です．

適合度の検定では，自由度ϕは $(k-l)$ で計算します．

k は比較する実測値と，理論（期待）値の**対の数**を示します．

l は理論（期待）値を求めるときに用いた**母数のうち，実測値から推定したものの個数**を示します．

たとえば，月単位の医療事故件数データが1年分あったとします．月別に差があるかどうか分析するとき，何を理論値としたらよいでしょう．ここで考えつくのが，平均値です．つまり，毎月平均○件の事故が起きているはずだと考えるのです．この予測された○件（理論値）は，1年間の総医療事故件数（実測値）を12か月で割ったものです．つまり，理論値を求めるときに，基にしたものは，1年分の総医療事故件数1つだけです．よって，この場合のlは，1となります．

検定の考え方

この適合度の検定の考え方は，今後，<u>分布の適合度の検定</u>や<u>分割表による検定</u>でも用います．理論（期待）値と実測値との隔たりの具合を検定する場合の基礎なので，しっかり学習しましょう．

式1の分子は，実測値すなわちデータと理論（期待）値との差の2乗です．

■ 分布の適合度の検定
88ページで解説．

■ 分割表による検定
95ページで解説．

適合度ですから，実測値と理論（期待）値との差，つまり**隔たりをまず計算する**のはおわかりでしょう．

実測値と理論（期待）値の差をすべて足せば全体の適合具合がわかりそうです．

しかしこの差は，プラスであったりマイナスであったりします．しかもこれが，たとえば偏差のように正負両側にバランスよくばらついていたら，それぞれの差を足し合わせると0になってしまいます．

■ 偏差
平均からの偏り．
16ページ参照．

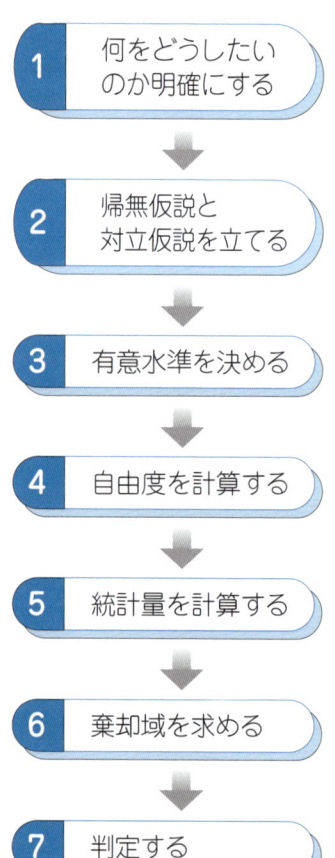

期待値の求め方によっては，適合度の検定の場合も同様なことが起こります．ただ，すべてのケースで起こるわけではなく，

"場合によっては差を足し合わせると0になることがある"

ということです．

少なくとも，プラスとマイナスが混在すると相殺し合い，全体的な差（偏り）をみることはできません．そこでこの**差を2乗**し，プラスの数値だけにするわけです．

次に，2乗した値を理論（期待）値で割り，**規準化**するという方法をとります（86ページ参照）．

以上の一連の計算をそれぞれの部分で行い，**足し合わせる**と，実測値と理論（期待）値との隔たり具合が表現できるわけです．

検定

それでは具体的な例を通して，適合度の検定を学習しましょう．

A病院の注射薬のボトル破損件数が，表1の①「破損件数f_i」のようにわかっています．この件数が**月によって差がある**かどうかを調べることにします．

破損件数ですから，1件，2件というように，離散的な**計数値**です．

計数値による検定も計量値のときと同様に，一般的な検定の手順（図2）に従うことにします．

ここで，破損件数の理論値なるものは世の中に存在しないので，データから算出される期待値を用いることになります．

「期待値」とはいうものの，なにもボトルの破損を望んでいるのではありません．データからわかる"破損するであろう"という予測値を意味しています．

1	何をどうしたいのか明確にする
2	帰無仮説と対立仮説を立てる
3	有意水準を決める
4	自由度を計算する
5	統計量を計算する
6	棄却域を求める
7	判定する

図2 検定の流れ（手順）

表1 データと χ_0^2 の計算

月	① 破損件数 f_i	期待値 t_i	③ $f_i - t_i$	④ $(f_i - t_i)^2$	⑤ $\dfrac{(f_i - t_i)^2}{t_i}$
4	7	8.8	−1.8	3.24	0.37
5	19	8.8	10.2	104.04	11.82
6	15	8.8	6.2	38.44	4.37
7	9	8.8	0.2	0.04	0.00
8	8	8.8	−0.8	0.64	0.07
9	9	8.8	0.2	0.04	0.00
10	6	8.8	−2.8	7.84	0.89
11	5	8.8	−3.8	14.44	1.64
12	7	8.8	−1.8	3.24	0.37
1	8	8.8	−0.8	0.64	0.07
2	6	8.8	−2.8	7.84	0.89
3	7	8.8	−1.8	3.24	0.37
合計 平均	106 ② 8.8	106.0	0.0		⑥ 20.86

（手書き注釈）
- 実測値 →（f_i 列を指す）
- $\dfrac{(f_1 - t_1)^2}{t_1}$
- $\dfrac{(f_2 - t_2)^2}{t_2}$
- $\dfrac{(f_{12} - t_{12})^2}{t_{12}}$
- これが $\chi_0^2 = \sum_{i=1}^{12} \dfrac{(f_i - t_i)^2}{t_i}$ です．12個のデータを足しています．

1 意図

A病院の注射薬のボトル破損件数が，月によって差があるかどうか明らかにしたい．

2 帰無仮説と対立仮説を立てる

帰無仮説：A病院の注射薬のボトル破損件数は，月によって**差がない**
対立仮説：A病院の注射薬のボトル破損件数は，月によって**差がある**

パラメトリック検定では，$\mu_A \neq \mu_B$ というような表現が仮説に出てきましたが，ノンパラメトリック検定ではパラメーターを推定しないので，パラメーターを用いた表現はありません．

対立仮説は片側検定で立てています．適合に関する検定は，適合していることを期待している，つまり帰無仮説が採択されることを望んで検定しています．式1の統計量でいうと，χ_0^2 が小さくなればなるほど望みどおり帰無仮説が採択されます．しかし，このことは図4の χ^2 分布では，左端の0に近いところの話であり，実測値と理論値があまりにもよく一致していることが問題になるときの議論です．ここでは，実測値が理論値とかけ離れていないかを分析するわけですから，上側のみの片側検定になります．

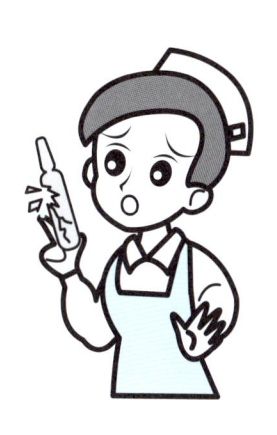

3 有意水準

$\alpha = 5\%$

4 自由度

実測値と期待値との対の数は12か月なので $k = 12$ です.

理論（期待）値を求めるとき，実測値から推定した母数の個数は，総破損件数1個なので $l = 1$ です（83ページ参照）．したがって

$$\phi = (k - l) = 12 - 1 = 11$$

となります．

5 統計量を計算する

それでは，具体的に手順を追って式1（83ページ）の計算方法を説明しましょう．

まず期待値を計算します．期待値を算出するよりどころは，実際のデータです．実際のデータから各月に期待される破損件数を推定するわけです．

つまり期待される破損件数とは，このケースでは全データの**平均値**になります（表1の②）．すなわち期待値 $t_i = 8.8$ となります（実測値から推定したものは，この平均値のみです．ただし，平均値は実測値ではなく，計算結果です．したがって，実測値から推定したものは，総破損件数ということになり，自由度の計算で用いる l は1（個）になります）．

次に実測値と期待値との差を計算します（表1の③）．これを2乗して④を計算します．

この値を期待値 t_i で割り，⑤を求めます．

すべての月のこの値を**足し合わせる**と⑥の値となり，それが求めるべき χ_0^2 になります．

この χ_0^2 を求めるために，必要な値を式1に代入すると次のように書くことができます．

$$\chi_0^2 = \frac{(7 - 8.8)^2 + (19 - 8.8)^2 + \cdots + (7 - 8.8)^2}{8.8} = 20.86$$

6 棄却域を求める

表2の χ^2 表から，自由度11，有意水準5%の χ^2 の値を探します． χ^2 分布もこれまで学習したほかの分布と同様に， $\chi^2(\phi, \alpha)$ で限界値を表します． χ^2 表から

$$\chi^2(11, 0.05) = 19.68$$

念のため，有意水準1%の値も探しておくと

$$\chi^2(11, 0.01) = 24.73$$

となります．

表2 χ^2表（一部）

ϕ \ α	0.10	0.05	0.025	0.01	0.005
1	2.71	3.84	5.02	6.63	7.88
2	4.61	5.99	7.38	9.21	10.60
3	6.25	7.81	9.35	11.34	12.84
4	7.78	9.49	11.14	13.28	14.86
5	9.24	11.07	12.83	15.09	16.75
6	10.64	12.59	14.45	16.81	18.55
7	12.02	14.07	16.01	18.48	20.28
8	13.36	15.51	17.53	20.09	21.95
9	14.68	16.92	19.02	21.67	23.59
10	15.99	18.31	20.48	23.21	25.19
11	17.28	19.68	21.92	24.73	26.76
12	18.55	21.03	23.34	26.22	28.30
13	19.81	22.36	24.74	27.69	29.82
14	21.06	23.68	26.12	29.14	31.32
15	22.31	25.00	27.49	30.58	32.80

■ χ^2表

これまで学習したF表やt表は，自由度が大きくなると棄却限界値が小さくなるので，いわゆるハードルが低くなるのがわかる．自由度が大きいということは，データ数が多いことを意味し，データが多ければ判定を誤りにくくするので，棄却限界値が小さくなることも納得できる．

しかし，表2のχ^2表は，F表やt表とは異なり，自由度が大きくなると，棄却限界値も大きくなっていく．実は，χ^2表も自由度が大きくなるとハードルが低くなっていくが，χ^2分布は自由度によって分布の形が変化するため，棄却限界値という数値のみを見ていると，ハードルが低くなったとは感じない．

図3は，自由度が1，3，5，10のときのχ^2分布を表している．自由度1のときの右すその5%棄却域は，χ^2値が0から5の間にありそうだが，自由度10では15から20の間にありそうに見える．

このように，自由度が高くなれば，χ^2分布が平べったくなっていくので，分布の右すその棄却域は，どんどん右側にずれて，結果的にχ^2値は大きくなる．

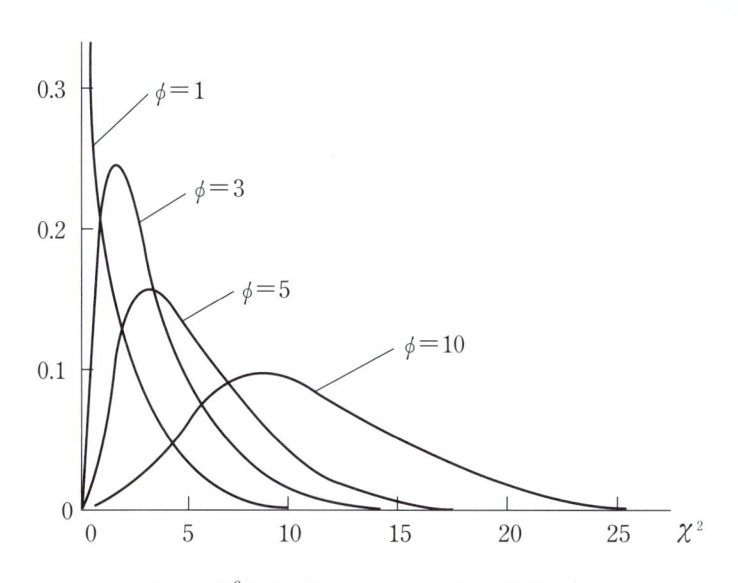

図3 χ^2分布（自由度ϕにより分布が異なる）

7 判定する

$$\chi^2(11, 0.05) = 19.68 < \chi_0^2 = 20.86 < \chi^2(11, 0.01) = 24.73$$

で，有意水準5％で帰無仮説は棄却され

「A病院の注射薬のボトル破損件数は，月によって**差がある**」

と判定されました．

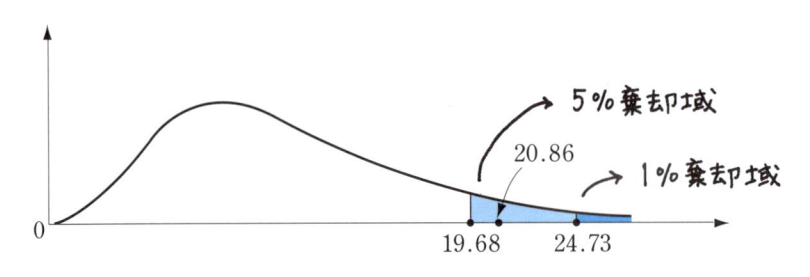

図4　χ^2分布による判定

今回の例のように，データそのものが**分布にかかわらないデータ**でも**統計的に分析できる**ことがわかったと思います．この考え方は，今後のχ^2検定の基礎となります．分析手順は徐々に複雑になりますが，基本を理解していれば恐れることはありません．

分布の適合度の検定

次に，適合度の検定のうち，**分布**に関する適合度の検定を学習することにします．

たとえば，調査した血圧のデータをヒストグラムに描いたとき，形が釣り鐘状になったら正規分布に従うかどうかを調べたくなります．このような場合，**実際に調査したデータが理論的な正規分布に従うかどうか調べる**ことを，**分布の適合度の検定**といいます．

83ページで学習した適合度の検定は，実測値が，理論（期待）値と一致しているかどうかということでした．

それに対しここでは，実際に測った値でヒストグラムを描いたとき，各級の度数が分布の理論値と一致するかどうかの程度を検定します．

たとえば，図5ではヒストグラムが実測値で，折れ線グラフが理論値を表しています．それぞれの級（1つずつの棒）における両者の隔たりの程度を総合的にみて，適合度を調べようというものです．

考え方は適合度の検定とまったく同じで，式1を用いて統計量を計算します．

> デジタルデータ（計数値）について，実測値の分布が正規分布に適合するかどうかの検定です

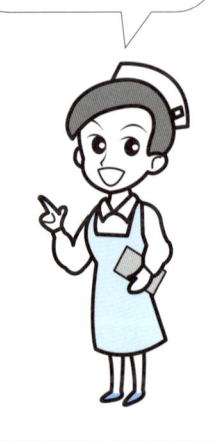

■ヒストグラム
26ページを復習しよう．

■正規分布
32ページを復習しよう．

| 式1 | $\chi_0^2 = \sum_{i=1}^{k} \dfrac{\{実測値 - 理論（期待）値\}^2}{理論（期待）値}$ |

分布の適合度の検定は，考え方としてはそれほど難しくはないのですが，理論値の算出がやっかいです．そこで，適合度の検定の考え方を基礎に，分布の理論値の算出方法にページを多く割いて説明することにしましょう．

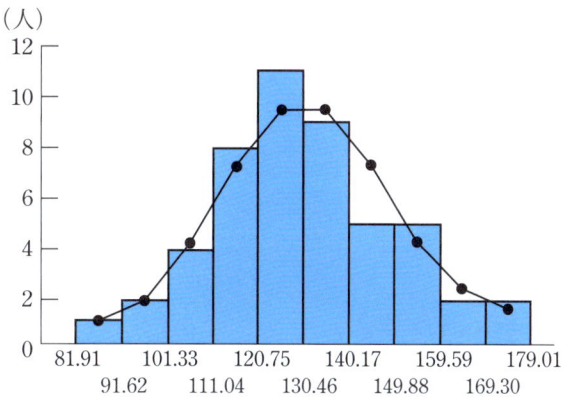

図5　実測データと理論値

検定

例として，ある地区で行った成人男性50人の血圧測定の結果を用い，この実測値が正規分布に従うか調べます．実際に測ったのは血圧であり，比例尺度の計量値ですが，分析の対象となるのは血圧ではなく，ヒストグラムの級のような，ある範囲における**人の数**です．よって，人数ですから扱うデータは計数値となり，計数値検定のχ^2検定を行います．

1　意図

「ある地区で測った血圧の**分布が，正規分布となっているか**」を明らかにしたい．

2　帰無仮説と対立仮説を立てる

帰無仮説：ある地区で測った血圧は
　　　　正規分布に従っている
　　　　（正規分布との差がない）
対立仮説：ある地区で測った血圧は
　　　　正規分布に従っていない
　　　　（正規分布との差がある）

3　有意水準

　　$\alpha = 5\%$

表3　血圧データ（実測値）

データNo.	血圧	データNo.	血圧
1	90	26	131
2	95	27	129
3	98	28	128
4	106	29	128
5	105	30	133
6	109	31	139
7	109	32	135
8	115	33	136
9	114	34	134
10	115	35	136
11	115	36	137
12	113	37	145
13	123	38	144
14	122	39	143
15	121	40	143
16	120	41	145
17	123	42	150
18	121	43	155
19	117	44	153
20	119	45	158
21	123	46	159
22	124	47	163
23	131	48	162
24	130	49	170
25	130	50	179

4 自由度

この検定の場合，実測データから平均値と標準偏差を求め，これをもとにデータを規準化して理論的な正規分布を仮定します．また，全体の度数を実測データ数に合わせています．

したがって，実測データを用いて3つの観点（平均値，標準偏差，全体の度数）からこの検定は行われているので

$$\phi = (級数 - 3) = 10 - 3 = 7$$

となります．

5 統計量を計算する

実際に観測した値と，理論値が一致しているかどうか検定するときには，86ページと同様に式1の統計量χ_0^2を計算します．

分布の適合度の検定の場合，**検定に先立って，データに合った理論値を用意**しなければなりません．そこで，この例における理論値の算出の方法を説明します．

1) 分布を調べる

扱うデータの血圧は，原点が一意に決まるので**比例尺度**です．また，連続的なデータですから**計量値**です．したがって，仮説のとおり**正規分布**に従うと思われます．ここで，正規分布に従うと考えて，どんな分布であるのかをみてみます．

正規分布は平均と分散により決まることを思い出してください．このデータの平均と分散（バラツキの1つ；標準偏差の2乗）を求めると，平均130.46，分散は19.42^2であることがわかります．

この結果を正規分布の表現を用いて表すと

$$N(130.46, 19.42^2)$$

となります．

つまり，実測値から導き出された**理論分布は，平均130.46，分散19.42^2の正規分布に従う**と考えるのです（実測値から，平均と分散を推定しました．これでlは2です）．

2) 実測値と理論値を対応させる

一般的にはデータのヒストグラムを描いて，そこから分布の適合度を吟味します．しかし，実測値をその分布に従う理論値に対応づけるのはやっかいな作業です．具体的な方法はいくつかありますが，ここでは計算上簡便な方法を紹介します．

理論値を導き出すベースとして，値が得られやすく一般的なので，数値表を用います．数値表の正規分布表は，**標準正規分布**とよばれ，$N(0, 1^2)$ に従います．

34ページで，正規分布は±2σ（σは標準偏差）で95.4％を占めることを学習しました．

この例の場合，50人のデータですから，±2σの範囲を超えてしまう残りの4.6％は2.3人，釣り鐘のすその左右に分割すると1.15人になります．

したがって，3σにあたる99.7％まで考えても，計算上2σから3σの間をさらに分割することになるので，適合度という観点からはほとんど意味がありません．

よって，－2σから＋2σの範囲を10等分（σの正の部分，負の部分をそれぞれ5等分）し，その外側におちるデータは1番目と10番目の級に入れるようにします（表4）．①の「$K\varepsilon$ の値」は標準正規分布の平均値からの距離，つまり隔たりσの程度を表しています．

3) 級の限界値の計算

標準正規分布を実測値に対応させるために，表4①「$K\varepsilon$ の値」を実測値のレベルに変換する必要があります．

表4 理論値の計算表

	① $K\varepsilon$ の値	② 級の限界値	③ ε	④ 級の面積
1	－2	91.62	0.0228	0.0228
2	－1.5	101.33	0.0668	0.0440
3	－1	111.04	0.1587	0.0919
4	－0.5	120.75	0.3085	0.1498
5	0	130.46	0.5000	0.1915
6	0	130.46	0.5000	0.1915
7	0.5	140.17	0.3085	0.1498
8	1	149.88	0.1587	0.0919
9	1.5	159.59	0.0668	0.0440
10	2	169.30	0.0228	0.0228
合計				1.0000

（③は「釣り鐘のすそからの面積」）

（④の0.0440は「$K\varepsilon$ が－2と－1.5の間の級の面積を表します」）

（④の0.1498は「$K\varepsilon$ が1と1.5の間の級の面積を表します」）

一般的に，**実測値**x_iを**規準値**u_i（規準化された値），すなわち$N(0, 1^2)$に従わせるためには，式2を用います．ここで，μは平均です．

式2
$$u_i = \frac{x_i - \mu}{\sigma}$$

この式を変形して，標準正規分布の値を実測値のレベルに合わせるわけです．つまり，x_iを求めるため式2を変形すると

式3
$$x_i = u_i \times \sigma + \mu$$

となります．たとえば，u_iすなわちここでは①の「$K\varepsilon$の値」が1.5であれば，標準偏差と実測値の平均を用いて

$$x_i = 1.5 \times 19.42 + 130.46 = 159.59$$

となり，これが②「**級の限界値**」となります．

すべての級の限界値を計算すると表4のとおりです．この限界値を用いて，実測値の級を計算すると表5⑥「**実測値における級**」になり，⑤「$N(0, 1^2)$**における級**」すなわち標準正規分布における級と対応します．⑥「**実測値における級**」のどこに50人のデータがおちるか調べた結果が，⑦「**実測値**f_i」になります（50人分の理論的データをつくろ

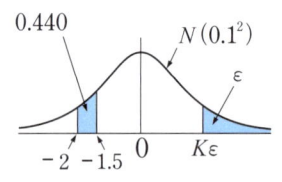

図6 $K\varepsilon$とεの関係

表5 統計量の計算表

	⑤ $N(0,1^2)$における級	⑥ 実測値における級	⑦ 実測値 f_i	⑨ 理論値	⑩ 理論値×実合計 t_i	⑪ $\frac{(f_i-t_i)^2}{t_i}$
1	～ －2.0	～ 91.62	1	0.0228	1.14	0.02
2	－2.0 ～ －1.5	91.62 ～ 101.33	2	0.0440	2.20	0.02
3	－1.5 ～ －1.0	101.33 ～ 111.04	4	0.0919	4.60	0.08
4	－1.0 ～ －0.5	111.04 ～ 120.75	8	0.1498	7.49	0.03
5	－0.5 ～ 0	120.75 ～ 130.46	12	0.1915	9.58	0.61
6	0 ～ 0.5	130.46 ～ 140.17	9	0.1915	9.58	0.04
7	0.5 ～ 1.0	140.17 ～ 149.88	5	0.1498	7.49	0.83
8	1.0 ～ 1.5	149.88 ～ 159.59	5	0.0919	4.60	0.03
9	1.5 ～ 2.0	159.59 ～ 169.30	2	0.0440	2.20	0.02
10	2.0 ～	169.30 ～	2	0.0228	1.14	0.65
合計			⑧ 50	1.0000	50.00	$\chi_0^2 = 2.33$

うとしています．つまり，総度数（データの総数）を実測値から推定しています．これでlは3となりました）．

4）この分布に従う理論値の計算

正規分布表は，図6に示すとおり原点からの距離$K\varepsilon$が決まると，その点からすその端までの面積εが決まるようにつくられています．

これを利用して，表4①「$K\varepsilon$の値」に対応する**面積（度数）**を算出します．

たとえば，表6の正規分布表を用いて$K\varepsilon$が2.00のところを調べると，εは0.0228であることがわかります．同様にすべての$K\varepsilon$を調べると，表4③「ε」の列になります．

このεは釣り鐘のすそからの面積を表していますので，たとえば$K\varepsilon=1.5$の級（図7イの部分）の面積を得る場合には，$K\varepsilon=1.5$のεの値から$K\varepsilon=2.0$のεの値を引かなければなりません．

つまり，数値表から探した$K\varepsilon=2.0$の面積は図7アの部分で，$K\varepsilon=1.5$の面積はイとアの部分を足し合わせたものになるからです．

具体的に計算すると

$$0.0668 - 0.0228 = 0.0440$$

となります．同様にすべての級の面積を求めると表4④「級の面積」の列になります．ここで求めた級の面積は合計すると1になり，度数は平均0，分散1の標準正規分布$N(0, 1^2)$に従います．これが標準正規分布での理論値となり，表5⑨「理論値」に対応しています．

したがって，$N(130.46, 19.42^2)$に従う理論値を求める場合は，この値にデータの個数（実合計）を掛け合わせる必要があります．

つまり，表5⑨「理論値」に⑧「データの個数」50を掛け合わせ，⑩「理論値×実合計」を計算します（この実合計50がさきほど説明した3個目のlです）．

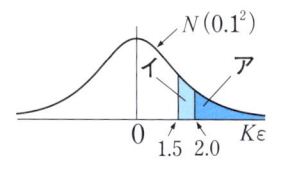

図7　$K\varepsilon$ 1.5と2.0の面積

表6　正規分布表（一部）

$K\varepsilon = 0.02$ を表します

$K\varepsilon$	*=0	*=1	*=2
0.0*	0.5000	0.4960	0.4920
0.1*	0.4602	0.4562	0.4522
0.2*	0.4207	0.4168	0.4129
0.3*	0.3821	0.3783	0.3745
0.4*	0.3446	0.3409	0.3372
0.5*	0.3085	0.3050	0.3015
0.6*	0.2743	0.2709	0.2676
0.7*	0.2420	0.2389	0.2358
0.8*	0.2119	0.2090	0.2061
0.9*	0.1841	0.1814	0.1788
1.0*	0.1587	0.1562	0.1539
1.1*	0.1357	0.1335	0.1314
1.2*	0.1151	0.1131	0.1112
1.3*	0.0968	0.0951	0.0934
1.4*	0.0808	0.0793	0.0778
1.5*	0.0668	0.0655	0.0643
1.6*	0.0548	0.0537	0.0526
1.7*	0.0446	0.0436	0.0427
1.8*	0.0359	0.0351	0.0344
1.9*	0.0287	0.0281	0.0274
2.0*	0.0228	0.0222	0.0217
2.1*	0.0179	0.0174	0.0170
2.2*	0.0139	0.0136	0.0132

5) 統計量の計算

具体的に統計量の計算に用いるのは⑦f_iと⑩t_iで，⑪$\dfrac{(f_i-t_i)^2}{t_i}$を計算します．

これをデータの上から順番に合計すると

$$\chi_0^2 = \frac{(1-1.14)^2}{1.14} + \frac{(2-2.20)^2}{2.20} + \cdots + \frac{(1-1.14)^2}{1.14} = 2.33$$

となります．

6 棄却域を求める

表7のχ^2表から，自由度7，有意水準5%のχ^2の値を探します．

$$\chi^2(7, 0.05) = 14.07$$

念のため有意水準1%の値も探しておくと

$$\chi^2(7, 0.01) = 18.48$$

となります．

7 判定する

$$\chi_0^2 = 2.33 < \chi^2(7, 0.05) = 14.07 < \chi^2(7, 0.01) = 18.48$$

有意水準1%はもちろん，有意水準5%でも帰無仮説を棄却できないということになります．つまり有意水準5%で

「ある地区で測った血圧は正規分布に従っている；正規分布との差がない」

と判定されました．

表7 χ^2表（一部）

ϕ \ α	0.10	0.05	0.025	0.01	0.005
1	2.71	3.84	5.02	6.63	7.88
2	4.61	5.99	7.38	9.21	10.60
3	6.25	7.81	9.35	11.34	12.84
4	7.78	9.49	11.14	13.28	14.86
5	9.24	11.07	12.83	15.09	16.75
6	10.64	12.59	14.45	16.81	18.55
7	12.02	14.07	16.01	18.48	20.28
8	13.36	15.51	17.53	20.09	21.95
9	14.68	16.92	19.02	21.67	23.59
10	15.99	18.31	20.48	23.21	25.19
11	17.28	19.68	21.92	24.73	26.76
12	18.55	21.03	23.34	26.22	28.30
13	19.81	22.36	24.74	27.69	29.82
14	21.06	23.68	26.12	29.14	31.32
15	22.31	25.00	27.49	30.58	32.80

図8 χ^2分布による判定

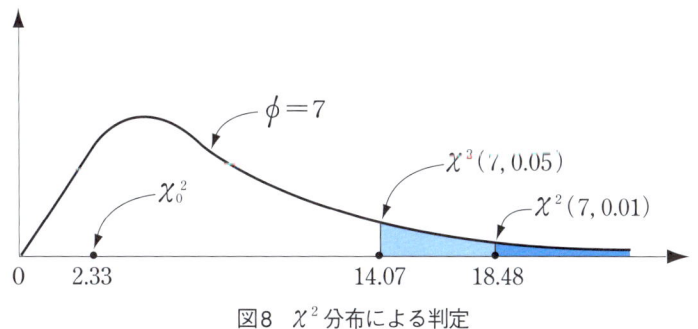

　分布の適合度の検定は,統計量の式のように考え方は簡単なのですが,理論値に関する具体的な計算は,いくつかの手順を踏まなければならず,難しくなります.

　ここでは適合を調べる対象として,出合うことが最も多いと考えられる**正規分布**を用いましたが,これまで学習した**ポアソン分布**や**二項分布**も同様に**適合度**を検定することができます.ただし,**理論値の計算方法が異なる**ので注意しましょう.

分割表による検定

　これまでの適合度の検定は,実測値と理論(期待)値が**1対1**に対応していてわかりやすかったのですが,分割表による検定は,実測値と理論(期待)値が1対1に対応してはいるものの,**データが表の形の2次元**表示なので,少し難しく見えます.

　しかし,考え方は同じなので,恐れることはありません.

　それでは,適合度の検定の応用編ともいえる分割表による検定を学習することにしましょう.

> 適合度検定の応用編.
> 実測値と理論値の対応が2次元(表形式)の場合の検定です

分割表の種類と検定の考え方

　分割表には,いくつかの種類がありますが,大別すると表8のように,(a)に示す**2×2**のデータ表によるものと,(b)に示す$l \times m$のデータ表によるものがあります.

　検定に関しては,基本的には同様な考え方なのですが,**2×2**の場合は,簡便に分析する方法がいくつかあります.ここでは,一般的な分割表による分析法を紹介するため,2×2を包含する$l \times m$の分割表を説明することにします.

統計量は，式4を用いてχ_0^2を計算します．

式4
$$\chi_0^2 = \sum_{i=1}^{l} \sum_{j=1}^{m} \frac{\{実測値_{ij} - 理論（期待）値_{ij}\}^2}{理論（期待）値_{ij}}$$

考え方は適合度の検定とまったく同じで，式4により計算された値が，χ^2分布に従うことを利用しています．この場合，実測値と理論（期待）値が，2つのカテゴリーについて対応し，表形式の表現になるため，式が少し複雑になっているだけです．

異なるのは$\sum$が2重になっているところです．適合度の検定は，実測値と理論（期待）値が1対1の対応だったので，1次元に（2列に）データが並んでおり，単純に計算結果を足していけば統計量が計算できました．それで$\sum$が1つだけだったのです．

ところが，分割表はデータが表の形式になっているので，データを表すためには表の**行**（横方向）と**列**（縦方向）を手がかりに表現します．たとえば表8（b）のデータ表において，ここに記載されている数値が**実**

表8 分割表の種類

(a) 2×2のデータ表

項目＼群	A	B	合計
あり	5	12	17
なし	6	7	13
合計	11	19	30

■ $\sum \sum$
すべての行と列を足し合わせることを式で表すと以下のようになる．

$\sum_{i=1}^{l} \sum_{j=1}^{m} f_{ij}$
$= f_{11} + f_{12} + f_{13} + \cdots + f_{1m}$
$+ f_{21} + f_{22} + f_{23} + \cdots + f_{2m}$
$\vdots$
$+ f_{l1} + f_{l2} + f_{l3} + \cdots + f_{lm}$

(b) $l \times m$のデータ表

列方向：1列，2列，3列，… ，m列
行方向：1行，2行，… ，l行

項目＼群	A	B	C	…	m	合計
ア	7	6	19	…	10	57
イ	8	7	20	…	9	54
ウ	6	5	16	…	12	59
⋮	⋮	⋮	⋮	⋮	11	68
l	8	6	18	8	10	50
合計	58	49	156	55	52	288

f行列の順序でf_{13}と表します

288 ← $\sum\sum$

測値f_{ij}だとすれば，ア項目のC群のデータ19は，$f_{13}=19$と表すことができます．

ここで，fは実測値であることを表し，添え字の1と3はデータ表のどの欄（マス）に該当するのか，その位置を表しています．

つまり，f_{13}は第1行の第3列の実測データ，すなわち19を表しているのです．

このようにデータの位置を行と列で表すので，iを行に，jを列にそれぞれ対応させ，それぞれの欄の位置を表しているのです．したがって，$\sum_{i=1}^{l}\sum_{j=1}^{m}$ はすべての行iと列jの組み合わせを「足し合わせる」という意味なのです．

適合度の検定の理論をもとに，ステップ・バイ・ステップで統計量χ_0^2の求め方を中心に説明を進めていくことにします．

検定

注射薬のボトルの破損件数で考えてみましょう．破損件数は，1件，2件というように，離散的な数値です．したがって，**計数値**なので，分割表によるχ^2検定が行えます．

A，B，C病院の，4，5，6，7月の注射薬のボトル破損件数を調べたら表9のとおりとなりました．病院によって破損件数に違いがあるか分析します．

この例では，**病院と月が2つのカテゴリー**ということになります．

1 意図

「4月から7月において，**病院によって注射薬のボトル破損件数に違いがあるか**」を明らかにしたい．

2 帰無仮説と対立仮説を立てる

帰無仮説：4月から7月において，病院によって注射薬のボトル破損件数に**違いがない**

対立仮説：4月から7月において，病院によって注射薬のボトル破損件数に**違いがある**

3 有意水準

$\alpha=5\%$

表9 f_{ij} 実測値：注射薬のボトル破損件数 f_{13}の欄

月＼病院	A	B	C	合計
4	20	6	11	① 37
5	15	7	9	31
6	9	5	6	20
7	7	6	12	25
合計	51	24	② 38	③ 113

$$t_{13} = \frac{①×②}{③} = \frac{37×38}{113}$$

表10 t_{ij} 期待値

月＼病院	A	B	C	合計
4	16.70	7.86	12.44	37.00
5	13.99	6.58	10.42	31.00
6	9.03	4.25	6.73	20.00
7	11.28	5.31	8.41	25.00
合計	51.00	24.00	38.00	113.00

← 合計は変わらない

表11 $f_{ij} - t_{ij}$

表9−表10 = 11−12.44

月＼病院	A	B	C	合計
4	3.30	−1.86	−1.44	0.00
5	1.01	0.42	−1.42	0.00
6	−0.03	0.75	−0.73	0.00
7	−4.28	0.69	3.59	0.00
合計	0.00	0.00	0.00	0.00

表12 $\dfrac{(f_{ij}-t_{ij})^2}{t_{ij}}$ $\dfrac{(実測値-期待値)^2}{期待値}$

$$\frac{(表11)^2}{表10} = \frac{(-1.44)^2}{12.44}$$

月＼病院	A	B	C	合計
4	0.652	0.439	0.167	1.259
5	0.073	0.026	0.195	0.294
6	0.000	0.133	0.078	0.212
7	1.626	0.090	1.536	3.251
合計	2.351	0.689	1.976	5.016

← χ_0^2

4 自由度

この検定の場合，自由度ϕはデータの**行と列の数**により

$$\phi = (l-1)(m-1)$$

と計算します．

行（l）は月なので$l=4$に，列（m）は病院数なので$m=3$になります．したがって，これを計算すると

$$\phi = (4-1)(3-1) = 3 \times 2 = 6$$

となります．

5 統計量を計算する

統計量χ_0^2を求め，χ^2検定を行います．

1) 期待値を求める t_{ij}（表10）

期待値を求めるよりどころは，**実測値**です．実測値を用い，それぞれの**行と列の合計値からそれぞれの欄の期待値を推定**します．各欄の推定には，式5を用います．

$$\boxed{\text{式5} \quad t_{ij} = \frac{i\text{行の合計} \times j\text{列の合計}}{\text{全合計}}}$$

たとえば，f_{13}の欄（表9では4月のC病院のデータの欄を指し，添え字の1と3は1行目かつ3列目という意味です）の期待値を求めると，行の合計が37，列の合計が38，全合計が113ですから

$$t_{13} = \frac{37 \times 38}{113} = 12.44$$

となります．

この式を用いてすべての欄を計算したのが表10です．各行と列の合計から推定していますから，当然合計値は元のデータと同じです．

2) 期待値との差を求める $f_{ij} - t_{ij}$（表11）

ここからは，適合度の検定と同じです．実測値と期待値の差を求めます．つまり，表9と表10を用い，対応する欄において，表9の値f_{ij}から表10の値t_{ij}を引きます．たとえば，f_{13}の欄の場合，表9の1行3列の値から表10の1行3列の値を引くわけです．具体的に計算すると

$$11 - 12.44 = -1.44$$

となります．このようにすべての欄を計算して表11をつくります．

3) その差を2乗して期待値で割る $\dfrac{(f_{ij}-t_{ij})^2}{t_{ij}}$ （表12）

次に，その差を2乗して期待値で割ります．たとえば，f_{13}の欄の場合，表11の1行3列の値を2乗し，表10の1行3列の値で割ることになります．具体的に計算すると

$$\frac{(-1.44)^2}{12.44}=0.167$$

となります．同じようにすべての欄を計算して，表12をつくります．

4) χ_0^2 を求める

χ_0^2の値は，表12のすべての欄の値を足した値ですから，表12の**全合計**ということになります．この場合，5.016です．

6 棄却域を求める

χ^2表（表13）から，自由度6，有意水準5%のχ^2の値を探します．

$\chi^2(6,0.05)=12.59$

念のため有意水準1%の値も調べておくと

$\chi^2(6,0.01)=16.81$

となります．

表13　χ^2表（一部）

ϕ \ α	0.10	0.05	0.025	0.01	0.005
1	2.71	3.84	5.02	6.63	7.88
2	4.61	5.99	7.38	9.21	10.60
3	6.25	7.81	9.35	11.34	12.84
4	7.78	9.49	11.14	13.28	14.86
5	9.24	11.07	12.83	15.09	16.75
6	10.64	12.59	14.45	16.81	18.55
7	12.02	14.07	16.01	18.48	20.28
8	13.36	15.51	17.53	20.09	21.95
9	14.68	16.92	19.02	21.67	23.59
10	15.99	18.31	20.48	23.21	25.19

7 判定する

$$\chi_0^2 = 5.016 < \chi^2(6, 0.05) = 12.59 < \chi^2(6, 0.01) = 16.81$$

となり，有意水準5％で帰無仮説が採択され，「4月から7月において，病院によって注射薬のボトル破損件数に違いがない」と判定されました．

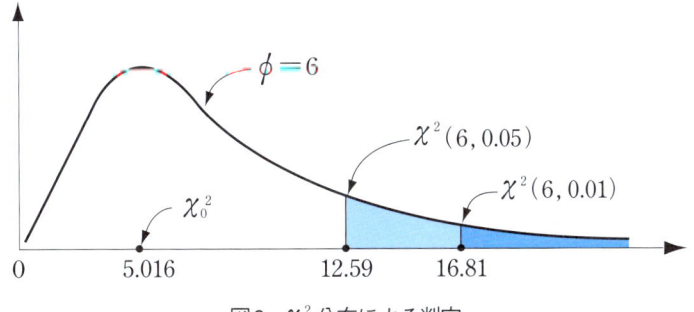

図9 χ^2分布による判定

計算の内容や手順は異なりますが，分割表による検定の基本的な考え方はこれまで学習した適合度の検定とまったく同じであることが，おわかりいただけたと思います．復習になりますが，適合度の検定は，実測値と理論（期待）値との差を分析することなのです．

ここで，**分割表の使用制限**についてお話ししておきます．各欄に入るデータが**5より小さい値の場合，検定精度が劣る**ことが知られています．

この場合，併合（隣のカテゴリーと足し合わせ，1つのカテゴリーとする）が妥当であるとき，データが5以上になるようにカテゴリーを併合して検定を進めることができます．

また，**近似法**として，そのまま検定を進める場合もありますが，この場合はその旨を明示する必要があるでしょう．

分割表による検定（簡便法）

95～100ページでは分割表によるχ^2検定を一般的な$l \times m$の表を用いて学習しました．ここでは，分割表の特殊な検定方法である**簡便法**を紹介します．

簡便法は，文字どおり計算は簡単なのですが，理屈や式の意味が計算の過程では見えにくくなっています．したがって，なぜχ^2検定を用いるのかなどの理由は，これまでの分割表の説明を参考にしてください．

理屈がわかっていれば，利用の仕方を誤ることはありません．適合度の検定の理屈を十分に理解してから以下の簡便法を用いるようにしましょう．

それでは，2種類の分割表の簡便法を，検定の手順に従って説明します．

2×2の分割表の場合

表14のようなデータがあったとします．この場合，**統計量**であるχ_0^2は式6により求められます．どのようにしてこの式が導き出されたのか，興味のある方は少し難しいですが注1を参照してください．

$$\text{式6} \quad \chi_0^2 = \frac{(ad-bc)^2 \times T}{T_ア \times T_イ \times T_A \times T_B}$$

表14　2×2の分割表

	A	B	計
ア	a	c	$T_ア$
イ	b	d	$T_イ$
計	T_A	T_B	T

$T_A = a+b$、$T_B = c+d$、$T_ア = a+c$、$T_イ = b+d$、$T = a+b+c+d$

例として，2つの病院の看護職員を対象にアンケート調査した結果を分析してみましょう．

「これからもずっと看護職として働きたいかどうか」の設問に，「はい」か「いいえ」で答えてもらった結果，表15を得ました．

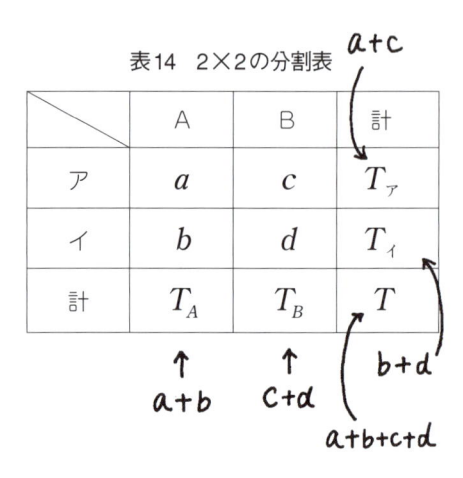

表15　アンケート結果（2×2の分割表）

	A病院	B病院	計
はい	278	598	876
いいえ	25	30	55
計	303	628	931

1 意図

「A病院とB病院のアンケート結果に**違いがあるか**」を明らかにしたい．

2 帰無仮説と対立仮説を立てる

帰無仮説：A病院とB病院のアンケート結果に**違いがない**

対立仮説：A病院とB病院のアンケート結果に**違いがある**

3 有意水準

$\alpha = 5\%$

4 自由度

これまで学習した分割表と同様に自由度を計算します．

自由度ϕはデータの行と列の数により

$$\phi = (2-1)(2-1) = 1 \times 1$$

と計算されます．よって，$\phi = 1$となります．

5 統計量を計算する

式6にそれぞれの欄の値を代入すると

$$\chi_0^2 = \frac{(278 \times 30 - 25 \times 598)^2 \times 931}{876 \times 55 \times 303 \times 628} = 4.44$$

■注1
これまで学習したように a, b, c, d の実測値に対する理論（期待）値は，それぞれ

$$\frac{T_ア T_A}{T},\ \frac{T_イ T_A}{T},\ \frac{T_ア T_B}{T},\ \frac{T_イ T_B}{T}$$

となる．
これを χ_0^2 の式に代入すると

$$\chi_0^2 = \sum_{i=1}^{k} \frac{\{実測値 - 理論（期待）値\}^2}{理論（期待）値}$$

$$= \frac{\left(a - \dfrac{T_ア T_A}{T}\right)^2}{\dfrac{T_ア T_A}{T}} + \frac{\left(b - \dfrac{T_イ T_A}{T}\right)^2}{\dfrac{T_イ T_A}{T}} + \frac{\left(c - \dfrac{T_ア T_B}{T}\right)^2}{\dfrac{T_ア T_B}{T}} + \frac{\left(d - \dfrac{T_イ T_B}{T}\right)^2}{\dfrac{T_イ T_B}{T}}$$

それぞれに $\dfrac{T^2}{T^2}$ を掛けて

$$= \frac{(Ta - T_ア T_A)^2}{T\ T_ア T_A} + \frac{(Tb - T_イ T_A)^2}{T\ T_イ T_A} + \frac{(Tc - T_ア T_B)^2}{T\ T_ア T_B} + \frac{(Td - T_イ T_B)^2}{T\ T_イ T_B}$$

ここで

$$Ta - T_ア T_A = (a+b+c+d)a - (a+c)(a+b) = ad - bc$$

なので，ほかも同様に考えると

$$\chi_0^2 = \frac{(ad-bc)^2}{T} \times \left(\frac{1}{T_ア T_A} + \frac{1}{T_イ T_A} + \frac{1}{T_ア T_B} + \frac{1}{T_イ T_B}\right)$$

$$= \frac{(ad-bc)^2}{T} \times \left(\frac{T_イ T_B}{T_ア T_A T_イ T_B} + \frac{T_ア T_B}{T_イ T_A T_ア T_B} + \frac{T_イ T_A}{T_ア T_B T_イ T_A} + \frac{T_ア T_A}{T_イ T_B T_ア T_A}\right)$$

$$= \frac{(ad-bc)^2}{T} \times \frac{T_イ T_B + T_ア T_B + T_イ T_A + T_ア T_A}{T_ア T_A T_イ T_B}$$

$$= \frac{(ad-bc)^2}{T} \times \frac{(T_A + T_B)(T_ア + T_イ)}{T_ア T_A T_イ T_B}$$

$$= \frac{(ad-bc)^2}{T} \times \frac{T \times T}{T_ア T_A T_イ T_B}$$

$$= \frac{(ad-bc)^2 T}{T_ア T_A T_イ T_B}$$

となる．

となります.

6 棄却域を求める

χ^2表（表16）から，自由度1，有意水準5%のχ^2の値を探します．

$\chi^2(1, 0.05) = 3.84$

念のため有意水準1%の値も調べておくと

$\chi^2(1, 0.01) = 6.63$

となります．

表16 χ^2表（一部）

ϕ \ α	0.10	0.05	0.025	0.01	0.005
1	2.71	3.84	5.02	6.63	7.88
2	4.61	5.99	7.38	9.21	10.60
3	6.25	7.81	9.35	11.34	12.84
4	7.78	9.49	11.14	13.28	14.86
5	9.24	11.07	12.83	15.09	16.75
6	10.64	12.59	14.45	16.81	18.55
7	12.02	14.07	16.01	18.48	20.28
8	13.36	15.51	17.53	20.09	21.95
9	14.68	16.92	19.02	21.67	23.59
10	15.99	18.31	20.48	23.21	25.19

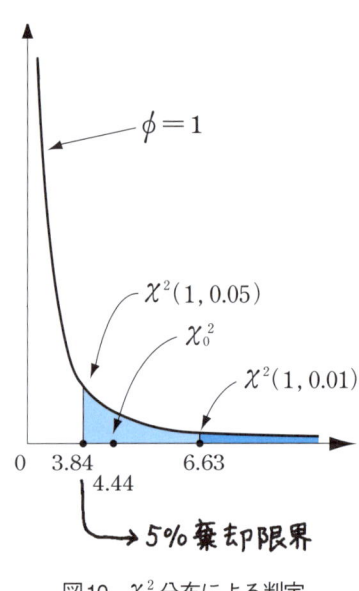

図10 χ^2分布による判定

7 判定する

$\chi^2(1, 0.05) = 3.84 < \chi_0^2 = 4.44 < \chi^2(1, 0.01) = 6.63$

となり，有意水準5%で帰無仮説を棄却，対立仮説が採択され

「A病院とB病院のアンケート結果に**違いがある**」

と判定されました．

■ $l \times m$ の分割表の場合

$l \times m$ の分割表の場合，**統計量**であるχ_0^2は式7により求めます．

式7
$$\chi_0^2 = \left\{ \sum_{i=1}^{l} \sum_{j=1}^{m} \frac{(ある欄のデータ)^2}{(その欄の行の合計) \times (その欄の列の合計)} - 1 \right\} \times 総合計$$

この式は式4とまったく同じ考え方です．

ただ，式4は実測値と理論（期待）値の2種類の値を用いるため，式が複雑になっていました．そこで，式を変形して**実測値のみで計算がで**

きるようにして，簡便化を図ったわけです．

具体的にデータをあてはめるとわかりやすくなるので，あとの統計量の計算を参考にしてください．また，どのようにしてこの式が導き出されたのか，興味のある方は少し難しいですが注2を参照してください．

それでは，表15のアンケート結果の「はい」の答のなかに「どちらでもない」が含まれていたとしましょう．それを厳密に区別して，「どちらでもない」を抜き出して作成したのが表17です．答のカテゴリーに「どちらでもない」を増やして分析してみることにしましょう．

■ 注2
$l \times m$ の分割表の χ_0^2 の式を変形するには，実測値を f，理論（期待）値を t とする．
これまで学習した $l \times m$ の分割表の統計量 χ_0^2 をもとに式を展開する．

$$\chi_0^2 = \sum_{i=1}^{l} \sum_{j=1}^{m} \frac{(f_{ij} - t_{ij})^2}{t_{ij}}$$

$$= \sum \frac{(f-t)^2}{t}$$

簡便にするため $\sum_{i=1}^{l} \sum_{j=1}^{m}$ を $\sum$ と表す．

$$\sum \frac{(f-t)^2}{t} = \sum \left(\frac{f^2 - 2ft + t^2}{t} \right)$$

$$= \sum \left(\frac{f^2}{t} - \frac{2ft}{t} + \frac{t^2}{t} \right)$$

$$= \sum \left(\frac{f^2}{t} - 2f + t \right)$$

$$= \sum \frac{f^2}{t} - 2\sum f + \sum t$$

ここで

$$\sum f = \sum t = T \quad \text{（総合計）}$$

となるのでこれを置き換えて

$$= \sum \frac{f^2}{t} - 2T + T$$

$$= \sum \frac{f^2}{t} - T$$

ここで期待値 t は

$$t = \frac{T_c \times T_r}{T}$$

ただし，T_c は行の合計，T_r は列の合計を表す（99ページで学習した期待値の計算）．
これを置き換えて

$$= \sum \frac{f^2}{\frac{T_c \times T_r}{T}} - T$$

$$= \sum \frac{f^2 T}{T_c \times T_r} - T$$

$$= T \sum \frac{f^2}{T_c \times T_r} - T$$

$$= \left(\sum \frac{f^2}{T_c \times T_r} - 1 \right) \times T$$

$$= \left(\sum_{i=1}^{l} \sum_{j=1}^{m} \frac{f_{ij}^2}{T_{ci} \times T_{rj}} - 1 \right) \times T$$

これを言葉に置き換えると，式7のようになる．この式の特殊な場合として，表14（2×2の分割表）の各欄の値を代入すれば，ややめんどうだが式6を導き出すこともできる．

1 意図

「A病院とB病院のアンケート結果に違いがあるか」を明らかにしたい．

表17　アンケート結果
（$l \times m$ ここでは 3×2 の分割表）

	A病院	B病院	計
はい	247	577	824
どちらでもない	31	21	52
いいえ	25	30	55
計	303	628	931

2 帰無仮説と対立仮説を立てる

帰無仮説：A病院とB病院のアンケート結果に違いがない

対立仮説：A病院とB病院のアンケート結果に違いがある

3 有意水準

$\alpha = 5\%$

4 自由度

これまで学習した分割表と同様に自由度を計算します．

自由度 ϕ はデータの行と列の数により

$$\phi = (3-1)(2-1) = 2 \times 1$$

と計算されます．よって，$\phi = 2$ となります．

5 統計量を計算する

式7に該当する欄の値を1行1列，1行2列，……の順に代入すると

$$\chi_0^2 = \left\{ \frac{247^2}{824 \times 303} + \frac{577^2}{824 \times 628} \right.$$

$$+ \frac{31^2}{52 \times 303} + \frac{21^2}{52 \times 628}$$

$$\left. + \frac{25^2}{55 \times 303} + \frac{30^2}{55 \times 628} - 1 \right\} \times 931$$

$$= 24.01$$

となります．

6 棄却域を求める

χ^2 表（表16）から，自由度2，有意水準5%の χ^2 の値を探します．

$$\chi^2(2, 0.05) = 5.99$$

念のため有意水準1%の値も調べておくと

$$\chi^2(2, 0.01) = 9.21$$

となります．

7 判定する

$$\chi^2(2, 0.05) = 5.99 < \chi^2(2, 0.01) = 9.21 < \chi_0^2 = 24.01$$

となり，有意水準1%で帰無仮説は棄却，対立仮説が採択され

「A病院とB病院のアンケート結果に**違いがある**」

と判定されました．

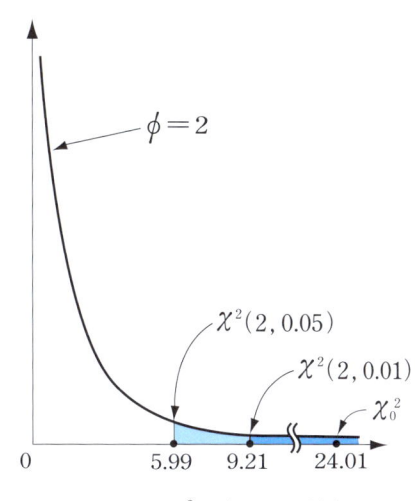

図11 χ^2分布による判定

QUIZ

1. 実測値と比較する「期待値」の意味として正しいのはどちらでしょうか．
   1) 期待される「望ましい値」のことです．
   2) データから推測される「出現するであろう値」のことです．

2. 検定の「判定する」ところで，5%では有意差があり，1%では有意差がなかった場合には，どのように結論すればよいでしょう．

3. 以下の○○を適当な言葉で埋めてください．
分割表によるものも含め，適合度の検定は，実測値と理論（期待）値との差を基本とした統計量が，○○分布に従うことを利用しています．○○分布は連続的な分布ですが，この検定で扱うデータは，離散的な○○値であるため，この検定はそもそも近似的な分析であるといえます．

4. 表15のアンケート結果において，答の「はい」というカテゴリー（2×2の分割表）から，「はい」という答のなかに含まれていた「どちらでもない」を抜き出して検定した（$l \times m$の分割表，表17）ことは，A病院とB病院の差異を検討するのに貢献したといえるでしょうか．検討してみてください．

答は159ページ

● χ^2 検定の流れを確認しましょう ●

	適合度の検定 （83ページ）	分布の適合度の検定 （88ページ）
1 何をどうしたいのか明確にする	実測値（デジタルデータ：計数値に限る）と理論（期待）値に差があるか（適合しているか）どうか知りたい	実測値（デジタルデータ：計数値に限る）がある分布に従っているかどうか知りたい
データの形は？	n 個（1次元）のデータ	n 個（1次元）のデータ
2 帰無仮説と対立仮説を立てる	帰無仮説　差がない 対立仮説　差がある	帰無仮説　ある分布に従っている（ある分布と差がない） 対立仮説　ある分布に従っていない（ある分布と差がある）
3 有意水準を決める	5％か1％に決める	5％か1％に決める
4 自由度を計算する	$k-l$ k は実測値と，理論（期待）値の対（つい）の数 l は実測値から推定した母数の個数	級数－実測値から推定した母数の…
5 統計量を計算する	$\chi_0^2 = \sum_{i=1}^{k} \dfrac{\{実測値 - 理論（期待）値\}^2}{理論（期待）値}$ $= \sum_{i=1}^{k} \dfrac{(f_i - t_i)^2}{t_i}$	1）分布を調べる 2）実測値と理論値を対応させる 3）級の限界値の計算 4）理論値の計算 5）統計量の計算 $\chi_0^2 = \sum_{i=1}^{k} \dfrac{(f_i - t_i)^2}{t_i}$
6 棄却域を求める	χ^2 表を用いて棄却域を割り出す（片側検定）	χ^2 表を用いて棄却域を割り出す（片側検定）
7 判定する	χ_0^2 が棄却域にあれば対立仮説を，棄却域になければ帰無仮説を採択する	χ_0^2 が棄却域にあれば対立仮説を，棄却域になければ帰無仮説を採択する

分割表による検定 （95ページ）	分割表による検定（簡便法） （101ページ）
実測値（デジタルデータ：計数値に限る）のカテゴリー間に差があるかどうか知りたい	実測値（デジタルデータ：計数値に限る）のカテゴリー間に差があるかどうか知りたい
$l \times m$ 個のデータ	$l \times m$ 個のデータ
帰無仮説　カテゴリー間に差がない 対立仮説　カテゴリー間に差がある	帰無仮説　カテゴリー間に差がない 対立仮説　カテゴリー間に差がある
5％か1％に決める	5％か1％に決める
$(l-1)(m-1)$	$(l-1)(m-1)$
1) 期待値を求める 2) 期待値との差を求める 3) 差を2乗して期待値で割る 4) 統計量の計算 $$\chi_0^2 = \sum_{i=1}^{l} \sum_{j=1}^{m} \frac{(f_{ij}-t_{ij})^2}{t_{ij}}$$	データが2×2個なら102ページの計算 データが $l \times m$ 個なら104ページの計算
χ^2 表を用いて棄却域を割り出す （片側検定）	χ^2 表を用いて棄却域を割り出す （片側検定）
χ_0^2 が棄却域にあれば対立仮説を，棄却域になければ帰無仮説を採択する	χ_0^2 が棄却域にあれば対立仮説を，棄却域になければ帰無仮説を採択する

注）データが5未満の場合は要注意（101ページ参照）．

5 子から親を想像する
推定の考え方

サンプルの統計量（平均，分散）から母集団の統計量（母平均，母分散）を推定しよう．サンプルが計量値の場合には，ある1つの数値を推定する点推定と，求める数値がどの区間に存在するかを推定する区間推定がある．

　これまで，統計の醍醐味である「検定」について学習してきましたが，検定とならんで重要なのが**推定**です．検定では，サンプル（標本）から得られた統計量を用いて検定しました．すなわち，サンプルを用いて母集団に対する意思決定をしていました．

　この場合，2つのグループ間に差があるとかないとかの判断はできたのですが，次に「意思決定の対象となった母集団の平均や，バラツキは**どのくらい違うのか**」ということが知りたくなります．このような場合に推定を行います．

　推定方法は，**計量値**の場合と**計数値**の場合に分けられますが，ふだんよく使われる計量値の推定について学習することにしましょう．

※推定については116ページの流れ図を参照しながら学習することをおすすめします．

検定では差があるかないかを調べましたが，推定では「どのくらい」違うかを調べます

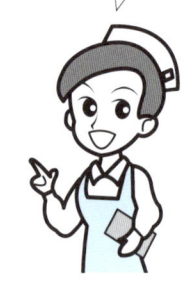

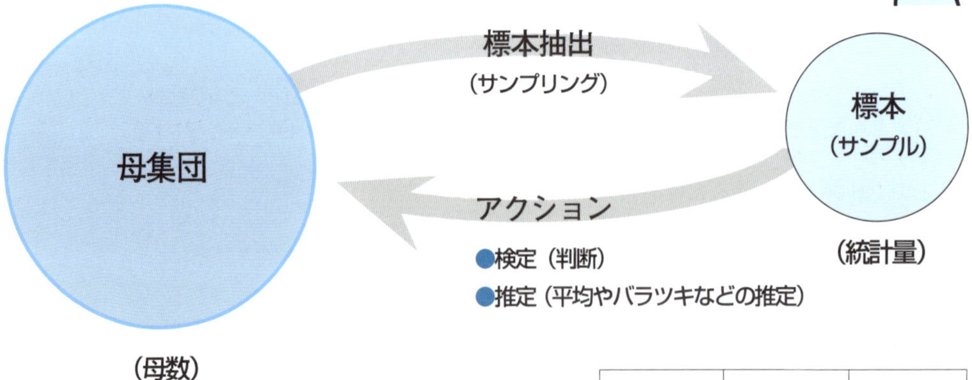

	母数	統計量
平均値	μ	$\bar{x}$
分散	σ^2	s^2
標準偏差	σ	s

図1　母集団（母数）と標本（統計量）の関係

サンプルから母集団を推し量る —— 推定

一般的に，**推定する対象は母平均と母分散**です．母平均と母分散は，サンプルでいう平均と分散の母数にあたります（図1）．

母平均と母分散を推定する方法には，**点推定**と**区間推定**があります．点推定とはある**代表的な1つの数値**を推定することで，区間推定とは求める**数値が存在する幅**（区間）を求めることをいいます．

区間推定では，**信頼確率**を$1-\alpha$（検定で用いてきた有意水準のαです）で設定し，信頼区間の**上限**および**下限**（**信頼限界**といいます）を推定します（図2）．

それでは，母平均と母分散についての点推定と区間推定を説明することにしましょう．

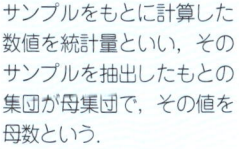

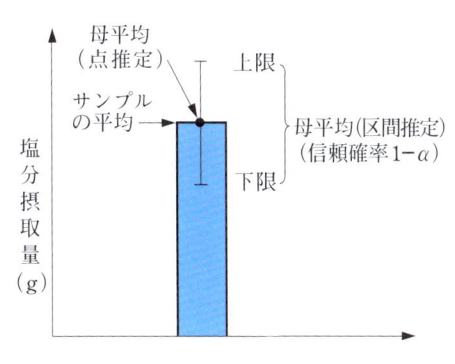

■ 母数
サンプルをもとに計算した数値を統計量といい，そのサンプルを抽出したもとの集団が母集団で，その値を母数という．

図2 母平均の推定（点推定，区間推定）

母平均の推定

点推定

実は，母集団について議論をするとき，なにげなくサンプルの平均値を用いていることがありますが，サンプルの平均値はあくまでも統計量であり，母数ではありません．

しかし，点推定は母平均の推定値μを，サンプルの平均値$\bar{x}$でそのまま置き換えることにより推定します．つまり

$$\bar{x} \xrightarrow{そのまま置き換える} \mu$$

となります．

ここで，ある母集団からの**サンプルの平均値**は，サンプルを抽出するたびに異なり，μ**に等しいとは限らない**ことを覚えておいてください．

区間推定

区間推定でも，推定するためのよりどころは統計量です．ここで用いる統計量は，平均$\bar{x}$と偏差平方和Sです．また，サンプルの数nも推定のための計算に用います．

式1で求められる統計量tは，自由度$\phi = n-1$のt分布に従うことがわかっており，これを利用すると，信頼確率$1-\alpha$の信頼区間は，式

2で表されます．

式の意味を深く考える必要はありません．ここは素通りして，後で数値を代入するときに戻ってきましょう．

式1
$$t = \frac{\overline{x} - \mu}{\sqrt{\dfrac{S}{\phi}}\big/\sqrt{n}}$$

式2
$$-t(\phi, \alpha) < \frac{\overline{x} - \mu}{\sqrt{\dfrac{S}{\phi}}\big/\sqrt{n}} < t(\phi, \alpha)$$

■式3

$\sqrt{\dfrac{S}{\phi}}$ の部分については，もともと分散がわかっている場合は，それを用いて不偏分散を求めると簡単．

分散 $s^2 = \dfrac{S}{n}$

$S = s^2 n$

$\sqrt{\dfrac{S}{\phi}} = \sqrt{\dfrac{s^2 n}{\phi}}$

したがって，母平均 μ の信頼限界は

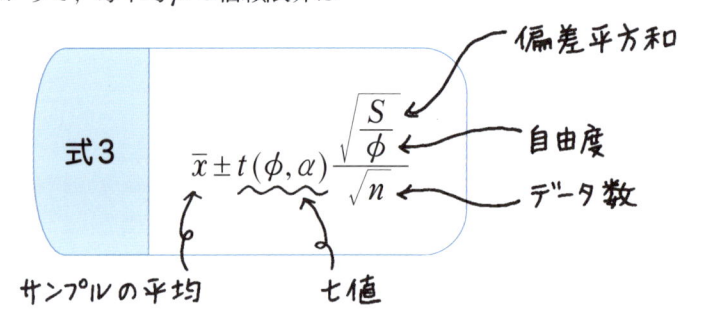

式3
$$\overline{x} \pm t(\phi, \alpha) \frac{\sqrt{\dfrac{S}{\phi}}}{\sqrt{n}}$$

- S ← 偏差平方和
- ϕ ← 自由度
- n ← データ数
- $\overline{x}$ ← サンプルの平均
- $t(\phi, \alpha)$ ← t値

となります．次の例題を用い，具体的に手順を追って学習することにしましょう．

例題

ある地区の住民の1日あたりの塩分摂取量をみるために，12人（n）を無作為抽出し，データをとりました．その結果，**平均9.5g**（$\overline{x}$），**偏差平方和93**（S）という統計量を得ました．

点推定は，統計量をそのまま用いて，母平均を9.5gと推定します（図3）．

区間推定は，まず t 値を求めます．検定で何度も用いた表1の t 表から該当する数値を探すと，$t(11, 0.05) =$

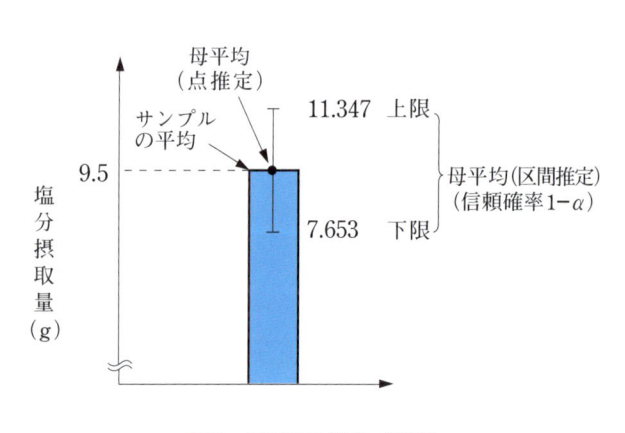

図3 母平均の推定（例題）

2.201です．この値を式3に代入すればよいわけです．

$$9.5 \pm 2.201 \times \frac{\sqrt{\frac{93}{11}}}{\sqrt{12}} = 9.5 \pm 1.847$$

よって95％（$1-\alpha$）信頼限界は，7.653〜11.347となります（図3参照）．

表1 t表（一部）

ϕ \ α	0.10	0.05	0.02	0.01
1	6.314	12.706	31.821	63.656
2	2.920	4.303	6.965	9.925
3	2.353	3.182	4.541	5.841
4	2.132	2.776	3.747	4.604
5	2.015	2.571	3.365	4.032
6	1.943	2.447	3.143	3.707
7	1.895	2.365	2.998	3.499
8	1.860	2.306	2.896	3.355
9	1.833	2.262	2.821	3.250
10	1.812	2.228	2.764	3.169
11	1.796	2.201	2.718	3.106
12	1.782	2.179	2.681	3.055
13	1.771	2.160	2.650	3.012
14	1.761	2.145	2.624	2.977
15	1.753	2.131	2.602	2.947

母分散の推定

点推定

母分散も母平均と同様に考え，サンプルから得た統計量を推定値とします．したがって，偏差平方和Sを自由度ϕで割った，いわゆる**不偏分散**Vを母分散σ^2として点推定します．つまり

$$\frac{S}{\phi} = V \xrightarrow{そのまま置き換える} \sigma^2$$

となります．

区間推定

母平均の区間推定と同様に，式4が自由度$\phi = n-1$のχ^2分布に従うことを利用すると

式4 $\quad \chi^2 = \dfrac{S}{\sigma^2}$

式5が母分散σ^2の信頼確率$1-\alpha$の信頼区間となります．

式5 $\quad \dfrac{S}{\chi_1^2} > \sigma^2 > \dfrac{S}{\chi_2^2}$

ここで，χ_1^2は$\chi^2\left(\phi, 1-\dfrac{\alpha}{2}\right)$を，$\chi_2^2$は$\chi^2\left(\phi, \dfrac{\alpha}{2}\right)$を表します．

したがって，母分散の区間推定では，**偏差平方和**さえわかっていれば，推定することができます．

例題

ある地区の住民の1日あたりの塩分摂取量をみるために，12人を無作為抽出し，データをとりました．その結果，**分散**7.75を得ました．

点推定は，サンプルの不偏分散をそのまま推定値とするので，算出された統計量から不偏分散を計算します．例題で与えられている数値は分散なので，まず偏差平方和を求めます．

　　　　分散×データ数＝偏差平方和

なので

　　　　$7.75 \times 12 = 93$

となります．

　　　　自由度 ϕ ＝データ数－1

なので

　　　　$\phi = 12 - 1 = 11$

です．したがって，サンプルの不偏分散すなわち母分散の点推定値は

$$\sigma^2 = \frac{93}{11} = 8.45$$

となります．

また，**区間推定**は，まず χ^2 値を求めます．95％信頼限界を求めるために $\alpha = 0.05$ とすると

$$\chi^2\left(\phi, 1-\frac{\alpha}{2}\right) \text{は} \chi^2(\phi, 0.975)$$

$$\chi^2\left(\phi, \frac{\alpha}{2}\right) \text{は} \chi^2(\phi, 0.025)$$

となります．

検定で何度も用いた表2の χ^2 表から該当する数値を探すと

　　　　$\chi_1^2\,(11, 0.975) = 3.82$
　　　　$\chi_2^2\,(11, 0.025) = 21.9$

です．これらの値を式5に代入すればよいわけです．

$$24.3 = \frac{93}{3.82} > \sigma^2 > \frac{93}{21.9} = 4.25$$

よって95％信頼限界は，24.35g～4.25gとなります．

表2 χ^2表(一部)

ϕ \ α	0.995	0.99	0.975	0.95	0.05	0.025	0.01	0.005
1	0.0000393	0.000157	0.000982	0.004	3.84	5.02	6.63	7.88
2	0.01	0.02	0.05	0.10	5.99	7.38	9.21	10.60
3	0.07	0.11	0.22	0.35	7.81	9.35	11.34	12.84
4	0.21	0.30	0.48	0.71	9.49	11.14	13.28	14.86
5	0.41	0.55	0.83	1.15	11.07	12.83	15.09	16.75
6	0.68	0.87	1.24	1.64	12.59	14.45	16.81	18.55
7	0.99	1.24	1.69	2.17	14.07	16.01	18.48	20.28
8	1.34	1.65	2.18	2.73	15.51	17.53	20.09	21.95
9	1.73	2.09	2.70	3.33	16.92	19.02	21.67	23.59
10	2.16	2.56	3.25	3.94	18.31	20.48	23.21	25.19
11	2.60	3.05	3.82	4.57	19.68	21.92	24.73	26.76
12	3.07	3.57	4.40	5.23	21.03	23.34	26.22	28.30
13	3.57	4.11	5.01	5.89	22.36	24.74	27.69	29.82
14	4.07	4.66	5.63	6.57	23.68	26.12	29.14	31.32
15	4.60	5.23	6.26	7.26	25.00	27.49	30.58	32.80

一般的なχ^2表をベースに,ここでの推定に必要なχ^2分布の両端の確率αをピックアップしました.したがって,0.995と0.005,0.99と0.01,……,0.95と0.05が対になっています.

　母集団の姿を母平均や母分散で描いてみるために推定が必要であり,サンプルの統計量をもとにして,推定できることがおわかりいただけたでしょう.

　このほかに,母分散が既知の場合の母平均の推定方法もありますが,このような場合,定期的にデータを蓄積した結果として母数が既知であったり,あるいは母集団が限られた範囲の場合であるなど,あまり一般的でないのでここでは省略しました.

QUIZ

平均値の差の検定(t検定)を行った結果,A群とB群の間に有意水準5%で差が見出されたとします.この場合,A群とB群それぞれの母平均を区間推定したら,両母平均の区間は重なると思いますか?
「検定では平均値に差があると判定されているのだから重なるはずはない」という考えと,「検定と推定それぞれ5%という有意水準を用いているので,データのバラツキ具合によっては重なることもある」という考えもあるでしょう.あなたの見方で検討してみてください.

答は160ページ

● **推定の流れを確認しましょう** ●

```
何を推定するのか ──────────┬──────────────┐
                          ▼              ▼
                    ┌──────────┐  ┌──────────┐
どのような           │ 母平均を推定 │  │ 母分散を推定 │
推定をするか         └──────────┘  └──────────┘
```

	母平均を推定	母分散を推定
点推定	サンプルから得られた平均をそのまま置き換える $\bar{x} \xrightarrow{\text{そのまま置き換える}} \mu$ (母平均)	サンプルから得られた不偏分散 V をそのまま置き換える $V = \dfrac{S}{\phi}$ (母分散)
区間推定 信頼区間の信頼確率	$1 - \alpha$	$1 - \alpha$
統計量	平均 $\bar{x}$ 偏差平方和 S データ数 n	偏差平方和 S
分布	自由度 $\phi = n - 1$ の t 分布	自由度 $\phi = n - 1$ の χ^2 分布
信頼限界	μ の信頼限界 $\bar{x} \pm t(\phi, a) \dfrac{\sqrt{\dfrac{S}{\phi}}}{\sqrt{n}}$	σ^2 の信頼限界 $\dfrac{S}{\chi_1^2} > \sigma^2 > = \dfrac{S}{\chi_2^2}$ χ_1^2 は $\chi^2\left(\phi, 1 - \dfrac{\alpha}{2}\right)$ χ_2^2 は $\chi^2\left(\phi, \dfrac{\alpha}{2}\right)$

第4章

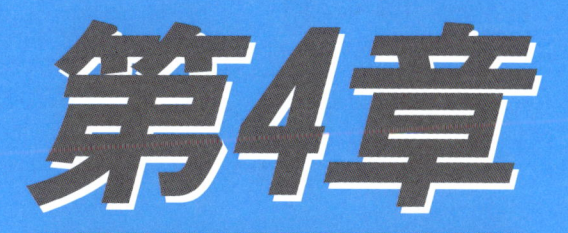

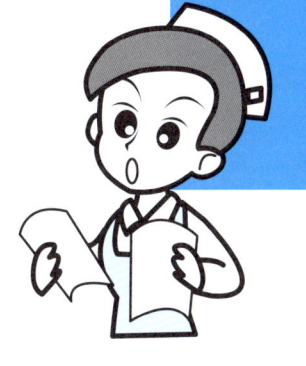

関連性を探ろう

1 2つのグループに関係はあるか?
　　　　　　　　　　　　相関分析

2 2つのグループの関係を確かめる
　　　　　　　　　　　　相関係数の検定

3 順序の関係を探る
　　　　　　　　　　　　順位相関分析

4 名前で分析!?
　　　　　　　　　　　　クラメールの関連指数

5 性質の違うデータを分析する
　　　　　　　　　　　　相関比

1 2つのグループに関係はあるか？
相関分析

2つのデータが互いにどう関係しているかを調べるのが相関分析．
そのデータは計量値であることと，正規分布に従うことが条件となる．
ピアソンの積率相関係数を求めて，相関関係を調べてみよう．

相関とは

2つのデータの関係を分析する方法の1つに相関分析があります．図1を見てください．これらを散布図といいますが，(a)は，x が増えると y も増えるような関係にあることが推測されます．(b)は，x が増えると y は減るような関係にありそうです．

このような場合，ペアになった2つのデータの間には，**相関関係**があるといいます．(a)のような**右上がり**の関係を**正の相関**，(b)のような**右下がり**の関係を**負の相関**といいます．また，(c)は，x の増減に y の増減は関係がなさそうです．このような関係を**無相関**といいます．

これらのような相関関係を分析する方法が，**相関分析**です．

さまざまなデータの相関の程度を表す方法

相関の程度を表す方法は，対象となる**データの性質**によって異なります．

10ページで学習したとおり，データはその性質から**定量データ**と**定性データ**に分けることができます．たとえば，定性データである順位データ間の関係を調べようとしたら，いわゆる順位相関を分析することになります．

また，**名義**尺度のペアのデータを調べようとしたら，クラメールの関連指数を計算することになります．

ここでは，相関分析として最も基本的で一般的な相関係数である，**ピアソンの積率相関係数**を説明することにします（以下，ピアソンの積率相関係数を求めることを相関分析といいます）．

この相関係数が一般的である理由は，分析で扱えるデータが**正規分布に従う**ことが前提になっているからです．これ

■ 散布図
2種類のデータの関係をグラフ平面上に打点（プロット）したものを散布図という．

■ 順位相関
順位データ間の相関関係を示す．たとえば，Jリーグの各チームの成績の順位と，各チームの観客動員数の順位との関係を分析するときなどに用いる（131ページ参照）．

■ クラメールの関連指数
名義尺度の関連を示す．たとえば，Jリーグの各サッカー場で，最も好きなチームを答えてもらい，サッカー場とチームとの関係を分析するときなどに用いる（137ページ参照）．

表1　ピアソンの積率相関係数は数値データどうしを扱う

数　値 （定量データ）	比例尺度
	間隔尺度
事　実 （定性データ）	順序尺度
	名義尺度

(a) 正の相関　　(b) 負の相関　　(c) 無相関

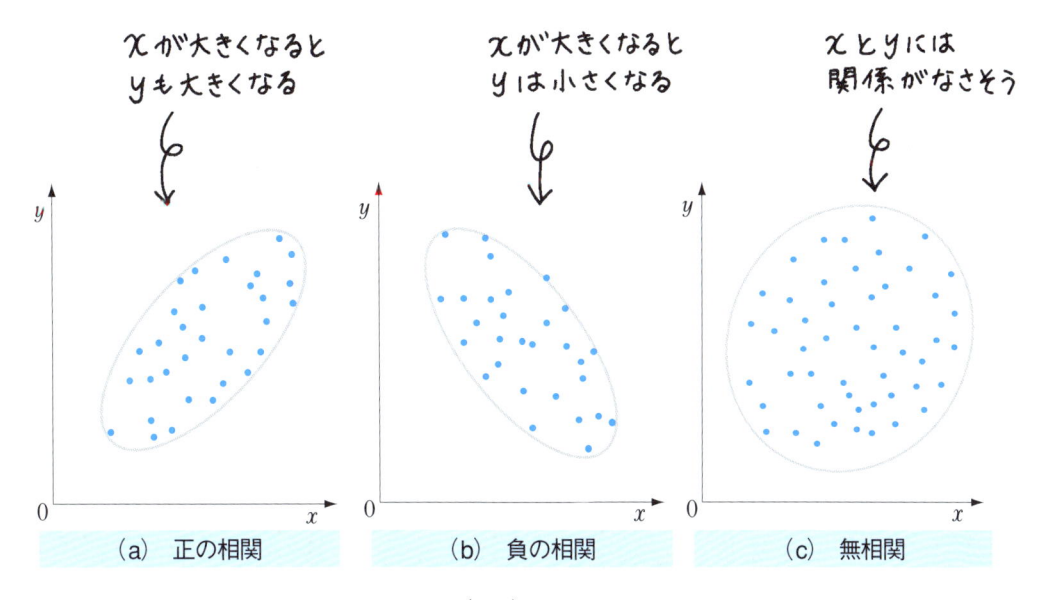

図1　2組 (x, y) のデータの関係

まで学習してきたとおり，正規分布に従うデータは**計量値**であり，私たちの身のまわりで最も一般的な**数値データ**です．

相関分析に用いるデータは計量値で正規分布に従うことが前提

大学の入学試験では，試験科目が文系や理系と表現されていることがあります．文系の試験では，国語と英語がペアになっていることが多いようです．そこで，同じ語学である国語と英語との関係を分析してみることにします．

ある高校の生徒9人の英語と国語の成績を手に入れました（表2）．この得点はそれぞれの語学の能力と考え，連続的なデータとして分析することにします．

ここで少し復習です．得点を**連続的**なデータとして分析するといいましたが，連続的なデータとはどんなデータだったでしょう．13ページで説明したように，切れ目のないデータのことです．たとえば長さを測る定規をイメージしてください．

国語や英語の得点を単なる離散的な数字の段階と考えれば，ここで述べたような連続的な性質にはなりません．しかし，国語や英語の能力としてとらえると，連続的な値になるわけです．

表2　国語と英語の成績

生徒	国語 x	英語 y
A	7	8
B	9	10
C	7	9
D	9	10
E	6	7
F	8	9
G	6	6
H	5	6
I	6	7

4　関連性を探ろう

1　相関分析

相関分析の前提は，関係のある一対のデータは連続的な値，すなわち**計量値**でなければなりません．さらに，データが正規分布に従っていることを条件としています．

ただし，計数値であってもデータの分布が正規分布に従うことがあり，この場合は相関分析をすることができます．

一見どんなデータの組み合わせでも相関分析ができそうですが，正規分布に従うデータでなければならないことを覚えておきましょう．

■ 正規分布
詳しくは32ページ．

■ プロット
データの数値をグラフ平面上に打点すること．

相関分析の理論

さて，表2のデータをグラフにしてみると図2のようになります．右上がりに点がプロットされ，国語の得点が高い人は英語の得点も高いという，いわゆる正の相関があるようにみえます．

では，どのようにしたら正の相関関係があるといえ，さらにその相関の程度を数値で表せるのでしょうか．

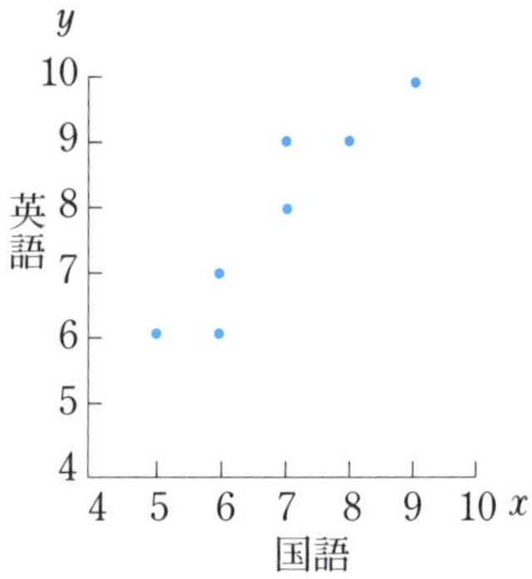

原点をデータの中心に移動する
相関理論の真髄

ここでこのグラフをもっと見やすくするために，**原点をデータの中心に移動**することを考えます．そうすれば，この散布図のデータの状況がさらに明らかになりそうです．

そこで，原点を移動するために，$x_i - \bar{x}$ および $y_i - \bar{y}$ を計算します（表3）．

x 軸のデータを例にとると，$x_i - \bar{x}$ は国語の**各データ** x_i から国語の**平均値** $\bar{x}$ である7を引いたもので，x 軸を平均値の分だけ右に移動，つまり原点を x データの中心に移動したことになります．

y 軸も同様に考えて，この「データの変換」をしたものが図3です．

このデータの場合，グラフからわかることは，すべてのデータが y 軸上か，第1および第3象限にプロットされていることです．

ここで，各点は2つのデータを表し

図2　国語と英語の成績の分布図

表3　原点をデータの中心へ移す

生徒	国語		英語	
	x_i	$x_i - \bar{x}$	y_i	$y_i - \bar{y}$
A	7	0	8	0
B	9	2	10	2
C	7	0	9	1
D	9	2	10	2
E	6	−1	7	−1
F	8	1	9	1
G	6	−1	6	−2
H	5	−2	6	−2
I	6	−1	7	−1
合計 平均	63 $\bar{x}=7$	0	72 $\bar{y}=8$	0

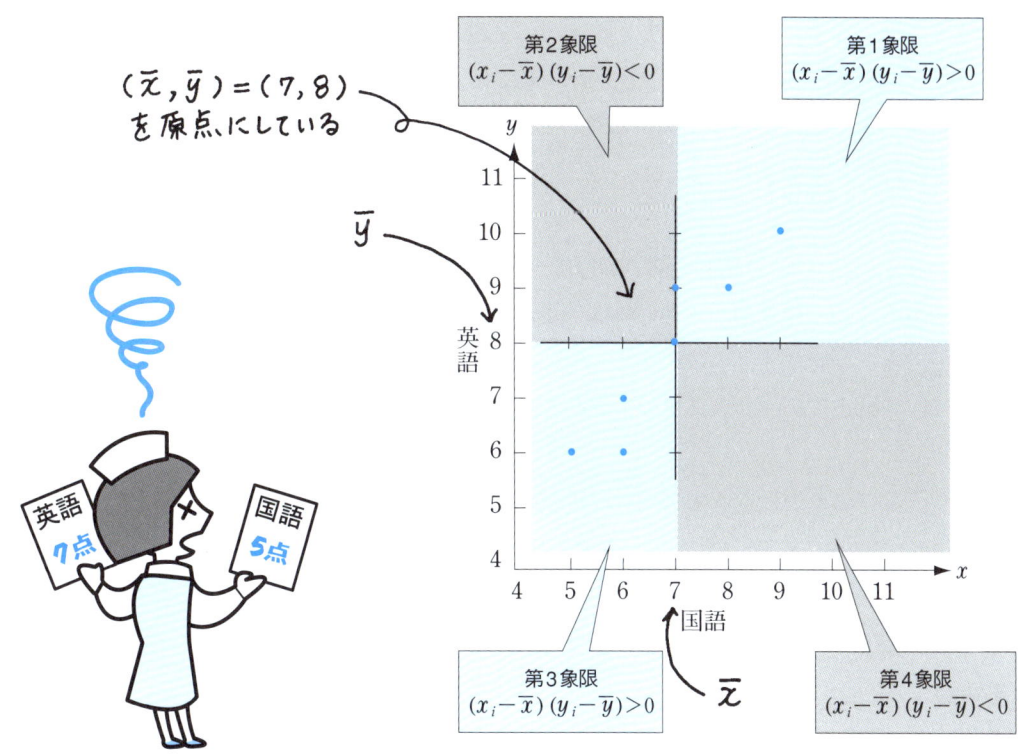

$(\bar{x}, \bar{y}) = (7, 8)$
を原点にしている

図3　原点をデータの中心へ移す

ていることを思い出してください．つまり，各点は国語 x_i と英語 y_i のデータを表しているわけです．

ここではデータ変換しているので，各データは，$x_i - \bar{x}$ と $y_i - \bar{y}$ になります．$x_i - \bar{x}$ と $y_i - \bar{y}$ を掛け合わせると図3のように**第1象限と第3象限では正**に，**第2象限と第4象限では負**になることがわかります．

以前勉強した，プラスの数字どうし，あるいはマイナスの数字どうしを掛け合わせるとプラスに，プラスとマイナスの数字を掛け合わせるとマイナスになることを思い出してください．

ここで

　　　第1象限と第3象限の $(x_i - \bar{x})(y_i - \bar{y})$ は正

なので，それらを足し合わせると正の大きな値になります．逆に

　　　第2象限と第4象限の $(x_i - \bar{x})(y_i - \bar{y})$ は負

（正と負の掛け合わせのため）になるので，それらを足し合わせると負の大きな値になります．

つまり，正の相関があるときはデータの大部分は第1象限と第3象限にプロットされ

式1　$\sum_{i=1}^{n} (x_i - \bar{x})(y_i - \bar{y})$

の値が正の値になるというわけです．

17ページの復習になりますが，式のなかの∑は「足し合わせる」という意味でした．また，負の相関があるときは，データは主に第2象限と第4象限にプロットされ，$\sum_{i=1}^{n}(x_i-\overline{x})(y_i-\overline{y})$の値が負の値になると考えられます．

したがって，これにより**相関の強さの程度**を表すことができるのです．足し合わされた値の**絶対値**が**大きければ**，正あるいは負の**強い相関**があるということになります．

ここで，各軸上にデータがプロットされた場合を説明しておきましょう．

この場合はどの象限にもそのデータは所属していませんから，正負どちらの相関なのか，あるいは相関がどの程度なのかという計算には貢献していないことになります．

たしかに表3のとおり，各軸上のデータはデータ変換により0（Aや C）となっています．

数値を規準化する

足し合わされた数値がどの程度だったら，強い相関関係があるといってよいのでしょうか．この例題の

$$(x_i-\overline{x})(y_i-\overline{y})$$

を計算したものを表4に示します．

この例では合計は17ですが，データによっては非常に大きな値になることもあり，合計だけでは相関の程度がわかりません．そこで，**相関の程度を表す規準**が必要になります．

たとえば，合計を式1がとりうる最大の値で割れば，比較的小さな値にすることができて扱いやすくなりますし，もし式1による計算結果が最大値だったとしたら，同じ値で割っているのですから計算結果は＋1あるいは−1になります．つまり規準化したことになります．

それでは具体的に，式1がとりうる最大の値で割るという規準化の手順を説明しましょう．

式2は数学界ではよく知られた不等式です．これを証明しても，ここでの目的に合わないので，これは与えられたものとして考えてく

表4　$(x_i-\overline{x})(y_i-\overline{y})$を計算する

生徒	$(x_i-\overline{x})(y_i-\overline{y})$
A	0 × 0 = 0
B	2 × 2 = 4
C	0 × 1 = 0
D	2 × 2 = 4
E	−1 × −1 = 1
F	1 × 1 = 1
G	−1 × −2 = 2
H	−2 × −2 = 4
I	−1 × −1 = 1
合計	17

$\sum_{i=1}^{9}(x_i-\overline{x})(y_i-\overline{y})$

です

■絶対値

$$|a|=\begin{cases} a & (a \geq 0) \\ -a & (a<0) \end{cases} \quad \begin{array}{l}|2|=2 \\ |-3|=-(-3)=3\end{array}$$

で定義された$|a|$をaの絶対値という．

ださい．

$$\text{式2} \quad \sum\square^2 \cdot \sum\bigcirc^2 - \{\sum\square\cdot\bigcirc\}^2 \geqq 0$$

を利用し，$\square=(x_i-\bar{x})$，$\bigcirc=(y_i-\bar{y})$ を代入すると

$$\sum(x_i-\bar{x})^2 \cdot \sum(y_i-\bar{y})^2 - \{\sum(x_i-\bar{x})(y_i-\bar{y})\}^2 \geqq 0$$

右辺に移項しました

左右両辺の平方根をとる（√のなかに入れる）と……

$$\iff \sum(x_i-\bar{x})^2 \cdot \sum(y_i-\bar{y})^2 \geqq \{\sum(x_i-\bar{x})(y_i-\bar{y})\}^2$$

$$\iff \sqrt{\sum(x_i-\bar{x})^2 \cdot \sum(y_i-\bar{y})^2} \geqq \sum(x_i-\bar{x})(y_i-\bar{y})$$

となり，左辺は，右辺と等しいかそれよりも大きい．つまり式1の最大値であることがわかります．よって，左辺で式1を割った値で**相関の強さを規準化**することができるわけです．

これが，いわゆる**ピアソンの積率相関係数**とよばれているもので，一般的に用いている相関係数 r です．

$$\text{式3} \quad r = \frac{\sum_{i=1}^{n}(x_i-\bar{x})(y_i-\bar{y})}{\sqrt{\sum_{i=1}^{n}(x_i-\bar{x})^2 \cdot \sum_{i=1}^{n}(y_i-\bar{y})^2}}$$

この方法で規準化すれば r のとりうる範囲は $-1 \leqq r \leqq +1$ となるので，値が -1 に近いほど負の相関が，$+1$ に近いほど正の相関が強いことを示し，相関の程度を表すのに便利です．

具体的に相関係数を計算してみよう

さて，相関の強さの表し方がわかったので，この方法を用いて例題を分析してみましょう．

式3に代入する数値を計算するために，表5を作成します．この数値と以前計算しておいた表4の数値を式3に代入すると

$$r = \frac{17}{\sqrt{16 \times 20}} \fallingdotseq 0.95$$

となります．一般的に，相関係数が0.95の場合，$+1$ に近いので強い正の相関があると考えてよいでしょう．

■ 移項
数式において，＝または≧の右にあるものを左に，あるいは逆に移動することを移項という．このとき，各数値についている＋と－の符号が入れ替わる．

■ 相関係数
最近のパソコンの統計パッケージソフトには，回帰分析（姉妹書『解析編』で解説）をするとき，同時に相関係数を算出するものもある．
正規性のないデータでも回帰分析は可能だが，相関分析は理論的にはできないので注意しなければならない．つまり，パソコンは打ち込まれた数値の性質を判断することはできないので，打ち込むユーザーがその性質を判断しなければならない．
また，計量値でなくとも正規分布に近似できるものは，相関分析をすることができる．

■ ≒（ニアリーイコール）
＝は，＝をはさんで式の左右が等しいことを表すが，≒はほぼ等しいということを表す．つまり，計算結果が，「約」という意味．

表5　相関係数を計算する

生徒	国語			英語		
	x_i	$x_i - \overline{x}$	$(x_i - \overline{x})^2$	y_i	$y_i - \overline{y}$	$(y_i - \overline{y})^2$
A	7	0	0	8	0	0
B	9	2	4	10	2	4
C	7	0	0	9	1	1
D	9	2	4	10	2	4
E	6	−1	1	7	−1	1
F	8	1	1	9	1	1
G	6	−1	1	6	−2	4
H	5	−2	4	6	−2	4
I	6	−1	1	7	−1	1
合計 平均	63 $\overline{x} = 7$	0	16	72 $\overline{y} = 8$	0	20

$\sum_{i=1}^{9}(x_i - \overline{x})^2$ 　　　$\sum_{i=1}^{9}(y_i - \overline{y})^2$

　しかし，分析に用いた**データの数**によっては，rの値が0.8でも相関があると断言できないことがありますし，また，0.6でも十分に相関があるといえることもあります．

　相関があるかないかは，相関係数だけではなく，検定により判断すべきです．

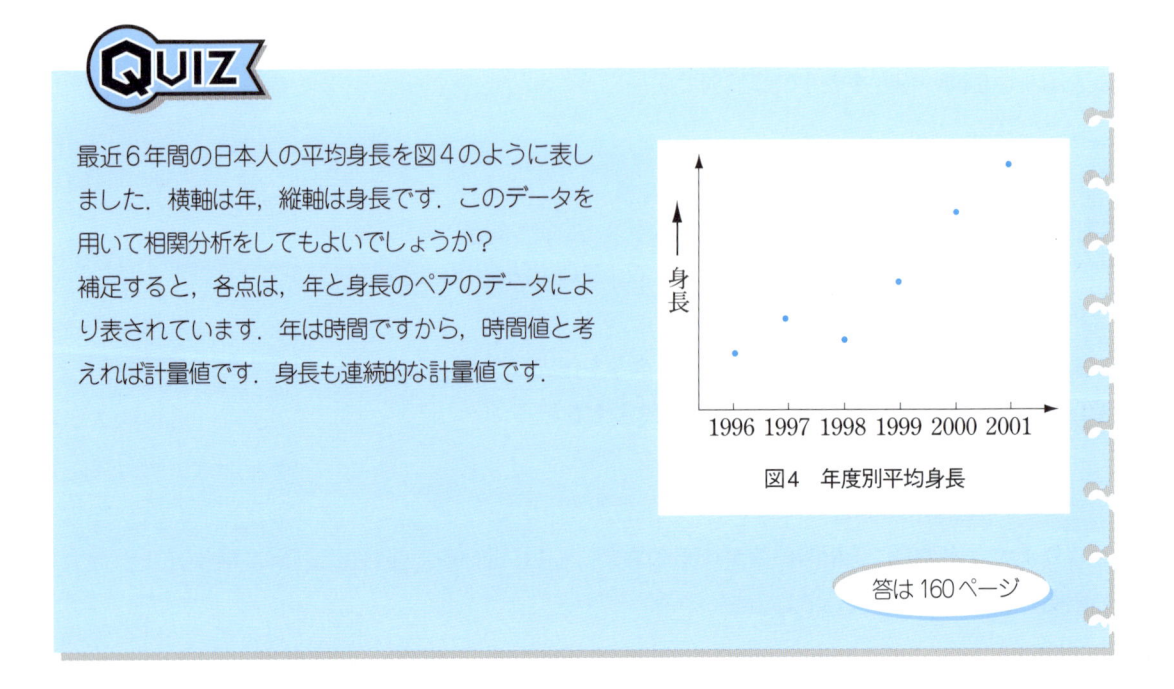

QUIZ

最近6年間の日本人の平均身長を図4のように表しました．横軸は年，縦軸は身長です．このデータを用いて相関分析をしてもよいでしょうか？
補足すると，各点は，年と身長のペアのデータにより表されています．年は時間ですから，時間値と考えれば計量値です．身長も連続的な計量値です．

図4　年度別平均身長

答は160ページ

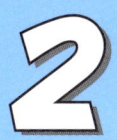

2 2つのグループの関係を確かめる
相関係数の検定

相関係数の数値だけでは，2つのデータに本当に相関があるかどうかは決められない．それを検定するには，統計量を計算する t 検定と，r 表を用いて簡易的に判断する方法がある．判断が微妙なときは t 検定をしてみよう．

118～124ページでは，相関係数はどういった意味をもつか，理論的に説明しましたが，相関係数の数値だけでは，本当に相関があるかどうかは決められず，検定により判断すべきだと述べました．

検定の概念は，すでに十分に理解されたと思いますので，ここではこの**相関係数の検定**について学習することにしましょう．

相関係数の検定法

相関係数の検定には，2つの方法があります．1つはこれまで学習した検定のように，統計量を計算する方法で t **検定**によるものです．もう1つは，相関係数 r の棄却限界値の表を用い，**簡易的に判断する方法**です．

いずれの方法も**無相関検定**とよばれ，仮説は「無相関かどうか」という検定になります．つまり，対立仮説が採択されると，「**相関関係がある**」ということはわかりますが，有意水準は相関の強さを示すものではありません．

■ t 検定による方法

相関係数 r は，データから計算された数値ですから統計量です．

つまり，母数の相関係数である**母相関係数**なるものが存在するはずです．これを ρ（ロー）と置きます．

母相関係数 $\rho=0$ のとき，サンプルの相関係数である r は，**平均0のまわりに正規分布ではない左右対称の分布**をします．このとき，統計量 t_0 は式1のように表現され，自由度 $\phi = n-2$ の t 分布に従います．この値をもとに t 表から t 検定を行おうというわけです．

$$\text{式1} \quad t_0 = \frac{r\sqrt{n-2}}{\sqrt{1-r^2}}$$

■ r 表による方法

r 表は，自由度 ϕ と有意水準 α から，r の棄却限界値が読みとれるようにつくられた表です（表2）．したがって，**相関係数**が求められれば，あとは**有意水準**を決めるだけで，相関係数の有意性検定が行えます．

検定

119ページのデータを用いて，**相関係数の検定**をすることにしましょう．

9人の国語と英語の成績をデータとして相関分析をしたところ，$r = 0.95$（ピアソンの積率相関係数）でした（123ページ）．

■ t 検定による方法

1 意図

「国語と英語の成績の間に**相関関係があるかどうか**」を明らかにしたい．

2 帰無仮説と対立仮説を立てる

帰無仮説：国語と英語の成績の間に**相関関係がない**（$\rho = 0$）

対立仮説：国語と英語の成績の間に**相関関係がある**（$\rho \neq 0$）

3 有意水準

$\alpha = 5\%$

4 自由度

r という統計量は，国語と英語の平均値という2つの推定値から求められているので，$\phi = n - 2$ と計算されます．ここで，n は**データの対の数**です．よって

$\phi = 9 - 2 = 7$

となります．

5 統計量を計算する

式1に，$r = 0.95$ と $n = 9$ をそれぞれ代入すると

$$t_0 = \frac{0.95\sqrt{9-2}}{\sqrt{1-0.95^2}} = \frac{0.95 \times 2.646}{0.312} = 8.057$$

■ ピアソンの積率相関係数

$$r = \frac{\sum_{i=1}^{n}(x_i - \bar{x})(y_i - \bar{y})}{\sqrt{\sum_{i=1}^{n}(x_i - \bar{x})^2 \cdot \sum_{i=1}^{n}(y_i - \bar{y})^2}}$$

122ページ表4と124ページ表5より該当する数値を代入する．

$r = \dfrac{17}{\sqrt{16 \times 20}} \fallingdotseq 0.95$

123ページ参照．

となります．

6 棄却域を求める

t 表（表1）から，自由度7，有意水準5%の t の値を探します．

$$t(7, 0.05) = 2.365$$

念のため有意水準1%の値も探しておくと

$$t(7, 0.01) = 3.499$$

となります．

7 判定する

$$t(7, 0.05) = 2.365 < t(7, 0.01) = 3.499 < t_0 = 8.057$$

となり，有意水準1%で

「国語と英語の成績の間に**相関関係がある**」

と判定されました．

表1 t 表（一部）

ϕ \ α	0.10	0.05	0.02	0.01
1	6.314	12.706	31.821	63.656
2	2.920	4.303	6.965	9.925
3	2.353	3.182	4.541	5.841
4	2.132	2.776	3.747	4.604
5	2.015	2.571	3.365	4.032
6	1.943	2.447	3.143	3.707
7	1.895	2.365	2.998	3.499
8	1.860	2.306	2.896	3.355
9	1.833	2.262	2.821	3.250
10	1.812	2.228	2.764	3.169

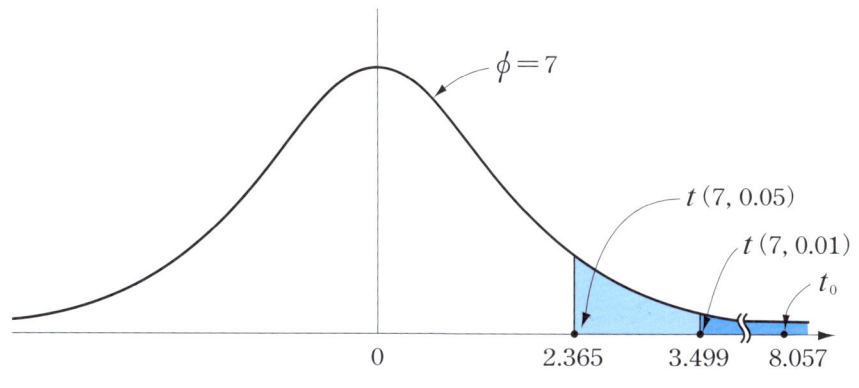

図1 t 分布による判定

r 表による方法

意図，仮説，有意水準，自由度は，t 検定による方法と同じなので 1 ～ 4 は省略します．

5 統計量を計算する

ここで統計量である相関係数は r_0 と表現され，$r_0 = 0.95$ と表します．

6 棄却域を求める

r 表（表2）から，自由度 $\phi = 7$，有意水準5％の r の値を探します．しかし，r 表にはこの自由度の数値が用意されていません．そこで r 表の近似式を用いて計算します．有意水準5％，すなわち α が 0.05 の近似式は

$$\frac{1.960}{\sqrt{\phi + 1}}$$

なので，これに $\phi = 7$ を代入すると

$$\frac{1.960}{\sqrt{8}} = 0.693$$

となります．つまり

$$r(7, 0.05) = 0.693$$

です．念のため有意水準1％の値も求めておくと，近似式は

$$\frac{2.576}{\sqrt{\phi + 3}}$$

なので，これに $\phi = 7$ を代入すると

$$\frac{2.576}{\sqrt{10}} = 0.815$$

となり

$$r(7, 0.01) = 0.815$$

です．

7 判定する

$$r(7, 0.05) = 0.693 < r(7, 0.01) = 0.815 < |r_0| = 0.95$$

となり，有意水準1％で

「国語と英語の成績の間に**相関関係がある**」

と判定されました．相関係数 r は，-1 から $+1$ の範囲にあったことを思い出してください．相関関係の有無は符号には関係ないので，ここでは**絶対値**をつけて**正の数値で吟味**します．

■ $|r_0|$
$|r_0|$ の左右の棒は，絶対値を表す（122ページ参照）．

表2　r表

ϕ \ α	0.10	0.05	0.02	0.01
10	0.4973	0.5760	0.6581	0.7079
11	0.4762	0.5529	0.6339	0.6835
12	0.4575	0.5324	0.6120	0.6614
13	0.4409	0.5139	0.5923	0.6411
14	0.4259	0.4973	0.5742	0.6226
15	0.4124	0.4821	0.5577	0.6055
16	0.4000	0.4683	0.5425	0.5897
17	0.3887	0.4555	0.5285	0.5751
18	0.3783	0.4438	0.5155	0.5614
19	0.3687	0.4329	0.5034	0.5487
20	0.3598	0.4227	0.4921	0.5368
25	0.3233	0.3809	0.4451	0.4869
30	0.2960	0.3494	0.4093	0.4487
35	0.2746	0.2148	0.3810	0.4182
40	0.2573	0.3044	0.3578	0.3932
50	0.2306	0.2732	0.3216	0.3541
60	0.2108	0.2500	0.2948	0.3248
70	0.1954	0.2319	0.2737	0.3017
80	0.1829	0.2172	0.2565	0.2830
90	0.1728	0.2050	0.2422	0.2673
100	0.1638	0.1946	0.2301	0.2540
近似式	$\dfrac{1.645}{\sqrt{\phi+1}}$	$\dfrac{1.960}{\sqrt{\phi+1}}$	$\dfrac{2.326}{\sqrt{\phi+2}}$	$\dfrac{2.576}{\sqrt{\phi+3}}$

相関係数 r の値だけで相関の有無を語りがちですが，相関係数に対する検定もあることがご理解いただけたと思います．t 検定の方法を用いるか，r 表を用いるかは分析者が決めることですが，一般的に，**r 表はやや精度が落ちる**といわれています．ただ，**簡便な方法**なので，r 表値が棄却限界値の近くにあるような**微妙な判断が必要なときには t 検定**を用い，そのほかの場合に r 表を用いるとよいでしょう．

検定を経て，「相関関係がある」と判定された相関係数 r は，その**相関の強さ**を表3のような目安で解釈します．

> 相関係数も検定することができました

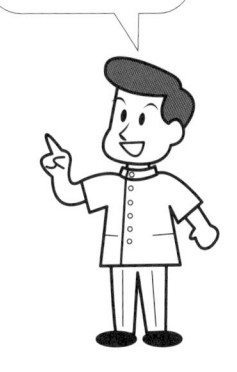

表3　相関係数の解釈

r	解釈
〜0.20	ほとんど相関がない
0.20〜0.40	弱い相関がある
0.40〜0.60	有力な相関がある
0.60〜0.80	相関がある
0.80〜1.00	強い相関がある

QUIZ

たとえば身長と体重を測定し，相関分析をしたとします．
相関係数 r が0.82という，比較的大きな値が算出されました．
この場合，身長と体重の間に相関関係があると判断してよいでしょうか．
また，なぜあなたはそのように考えるのか，理由を検討してみましょう．

答は160ページ

3 順序の関係を探る
順位相関分析

事実（定性）データである順序尺度から相関分析をする場合，スピアマンの順位相関係数によって，データの関連性を測ることができる．
関連性の程度を表すには，ピアソンの積率相関係数と同じように考えよう．

これまで学習してきた相関に関する分析は，**相関係数（ピアソンの積率相関係数）** を算出する分析で，扱うデータの性質として「対となった2組のデータがそれぞれ**正規分布**に従うこと」という条件がついていました．

人間にかかわるデータは一般的に正規分布に従うといわれていますので，人間にかかわる数値データであれば，ピアソンの積率相関係数を使って分析することができそうです．

一方，**順序尺度のような事実データ**は数値ではないので，相関関係は分析できないと思われがちですが，「国語と英語の成績には相関関係がある」と119ページで検定したように「国語の順位が高い人は英語の順位も高い」といえそうです．

実は，事実データであっても，相関関係を分析する手法があります．ここではそのうち，**順序尺度の相関関係**について説明することにしましょう．

表1　スピアマンの順位相関係数は順序尺度どうしを扱う

数　値 （定量データ）	比例尺度
	間隔尺度
事　実 （定性データ）	順序尺度
	名義尺度

順位相関

開幕当初はよく話題になっていたサッカーのJリーグも，最近の人気は少し下火となった感があります．しかし，熱烈なサポーターたちは，いつも燃えていますね．プロ野球でもそうですが，ひいきのチームはあるものです．仲のよい友達どうしでも，ひいきのチームが異なればケンカになることもあるでしょう．

さて，ここに仲のよいAさんとBさんがいます．この2人に，東京ヴェルディ，清水エスパルス，横浜F・マリノス，ジュビロ磐田，サンフレッチェ広島の5チームで，好きなチームの順位をつけてもらいました（表2）．

AさんとBさんの**順位づけ**は同じ傾向があるでしょうか？　つまり，**相関関係**があるといえるでしょうか？

表2　2人の順位づけ

チーム	東京	清水	横浜	磐田	広島
Aさん	1	2	3	4	5
Bさん	4	2	1	3	5

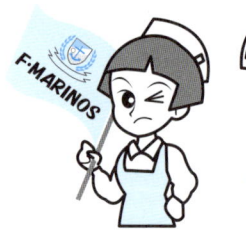

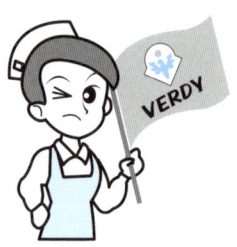

スピアマンの順位相関係数

順位相関関係を数量化する

表2の順位の関係をどのように数量化したらよいでしょうか．たとえば表3のように，AさんとBさんの順位を掛け合わせてみましょう（**積**といいます）．それを合計すると48になりました（**積和**といいます）．この値が大きければ順位に正の相関が，小さければ負の相関がありそうです．

たとえば表4のように，AさんとBさんの**順位が一致**したとしましょう．実はそのとき，「順位を掛け合わせそれを足した値」，つまり**順位の積和が最大**になります．表4の場合，順位の積和は55です．また，順位がまったく反対の場合はどうでしょう．その結果が表5で，順位の積和は35です．

つまり，この例の場合，順位の相関の状況は，35から55の範囲にあることがうかがえます．

AさんとBさんのデータ（表3）では，順位の積和は48で，たしかにこの範囲にあり，順位の相関関係を表す指標になりそうです．

さらに，ピアソンの積率相関係数のように，相関係数 r が $-1 \leq r \leq 1$ の範囲にあり，$r=0$ の場合は無相関だと考えられれば，非常にわかりやすくなります．

この例の場合，順位の**積和の中心**は，**最大値と最小値のちょうど真ん中**ということですから

$$(55+35) \div 2 = 45$$

です．したがって，積和の最大値と最小値から45を引くと，相関を表す最大値と最小値は

最大値　$55-45=10$

最小値　$35-45=-10$

となります．つまり，「順位の積和」から「積和の中心」を引いて，その

表3　2人の順位づけの一致度

チーム	東京	清水	横浜	磐田	広島	計
Aさん	1	2	3	4	5	
Bさん	4	2	1	3	5	
AとBの積	4	4	3	12	25	48

← 順位の積和

表4　2人の順位づけが完全に一致した場合

チーム	東京	清水	横浜	磐田	広島	計
Aさん	1	2	3	4	5	
Bさん	1	2	3	4	5	
AとBの積	1	4	9	16	25	55

表5　2人の順位づけが完全に反対の場合

チーム	東京	清水	横浜	磐田	広島	計
Aさん	1	2	3	4	5	
Bさん	5	4	3	2	1	
AとBの積	5	8	9	8	5	35

値を仮に**順位の相関係数**ρとすると，$-10 \leq \rho \leq 10$で±のバランスがとれるようになります．

　元のデータの順位の積和は48でしたから，これから積和の中心45を引くと3になり，プラス側に位置するので，正の相関関係がありそうです．

　対象が5個の場合のこの値は-10から10の間にあり，一見わかりやすそうです．しかし，順位づけの対象が1位から6位までの6個になると±17.5になり，最大値と最小値が小数になってしまいます．

　順位をつける対象は任意ですから，対象の個数がいくつであってもわかりやすい数字にする必要があります．

　そこで登場するのが**規準化**という考え方です．122ページの相関分析の規準化と同様に，この値が-1から1の範囲に入るよ

■ ±17.5

1×1＝ 1	1×6＝ 6
2×2＝ 4	2×5＝10
3×3＝ 9	3×4＝12
4×4＝16	4×3＝12
5×5＝25	5×2＝10
6×6＝36	6×1＝ 6
計　91	計　56

(91＋56)÷2＝73.5

最大値は
　91－73.5＝17.5
最小値は
　56－73.5＝－17.5

うにできれば理解しやすくなります．ではそのためには，どうしたらよいでしょう．その値のとりうる**最大値で割ればよい**わけです．

この例の場合は，最大値55から積和の中心45を引いた10が相関を表す最大値になりました．したがって，最大値と最小値を10で割ると，この値は±1の範囲に入ります．元のデータは3でしたから

$$3 \div 10 = 0.3$$

となり，たしかに$-1 \leq 0.3 \leq 1$になります．このように規準化して求めた値0.3をあらためてρ（$-1 \leq \rho \leq 1$）で表し，これを**スピアマンの順位相関係数**とよびます．

■ スピアマンの順位相関係数 r

以上のように，理論としてはわかっていただけたと思いますが，実際の計算となると，計算の過程が長くわかりにくいところがあります．

そこで，これまで学習した内容を数式に置き換えて，一般化して整理しておきましょう．必要なのは，最大値（順位が完全に一致した場合の順位の積和）と，最小値（順位が完全に反対の場合の順位の積和）です．一般化の流れを図に示すと図1のようになります．

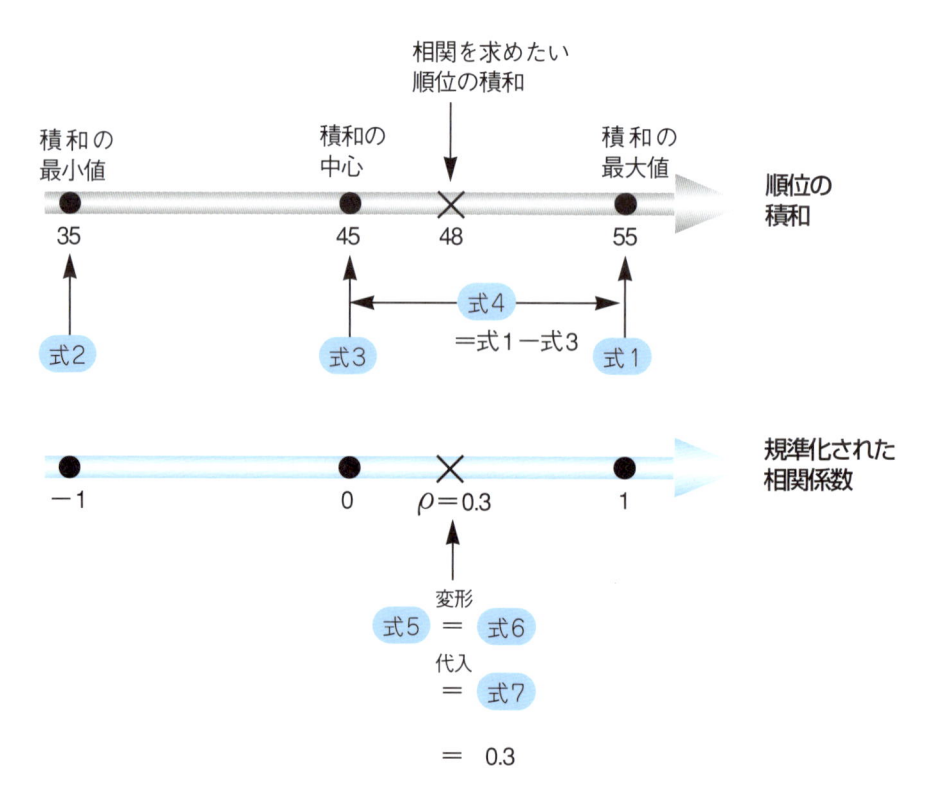

図1　順位を掛け合わせて足した値（順位の積和）と規準化

最大値は，順位をつける対象数を n とすると，2組のデータはそれぞれ同じ順位なので

式1　$1^2 + 2^2 + \cdots\cdots + (n-1)^2 + n^2 = \dfrac{1}{6}n(n+1)(2n+1)$

となります．

　また，**最小値**は，逆の順位なので

式2　$1 \times n + 2 \times (n-1) + \cdots\cdots + (n-1) \times 2 + n \times 1 = \dfrac{1}{6}n(n+1)(n+2)$

となります．ここで，**積和の中心**は最大値と最小値を足して2で割ればよいので，$\dfrac{\text{式1}+\text{式2}}{2}$ すなわち

式3　$\dfrac{\dfrac{1}{6}n(n+1)(2n+1) + \dfrac{1}{6}n(n+1)(n+2)}{2} = \dfrac{1}{4}n(n+1)^2$

となります．

　順位の積和の中心を0にするために，最大値から今求めた「積和の中心」を引くと，式1－式3 すなわち

式4　$\dfrac{1}{6}n(n+1)(2n+1) - \dfrac{1}{4}n(n+1)^2 = \dfrac{1}{12}n(n^2-1)$

となります．この値は，積和の中心から積和の最大値までの長さを表します．次に相関を求めたい順位の積和から中心の値を引いて，それを式4で割ると**規準化**したことになります．すなわち

式5　$\rho = \dfrac{\sum_{i=1}^{n}(\text{順位の積}) - \dfrac{1}{4}n(n+1)^2}{\dfrac{1}{12}n(n^2-1)}$

となります．これを使いやすく変形すると

> 式1と式2の証明は省略しますが $n=1, 2, 3\cdots$ と，順に数字をあてはめてみると，正しいことがわかります

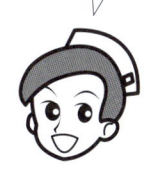

式6
$$\rho = 1 - \frac{6\sum_{i=1}^{n}(\text{順位の差})^2}{n(n^2-1)}$$

となります．この式を用いて，例題の**順位相関係数**を求めてみましょう．

表6　2人の順位づけ（スピアマンの順位相関係数の計算用）

チーム	東京	清水	横浜	磐田	広島	計
Aさん	1	2	3	4	5	
Bさん	4	2	1	3	5	
AとBの順位の差	−3	0	2	1	0	
（順位の差）²	9	0	4	1	0	14

表6のとおり「（順位の差)²の合計」は14なので

式7
$$\rho = 1 - \frac{6\times 14}{5(5^2-1)} = 1 - \frac{6\times 14}{5\times 24} = 0.3$$

となり，さきほどの値と一致しました．

スピアマンの順位相関係数を用いたとき，ρが±1に近い場合はそれぞれ「**強い正負の相関関係**」があり，0の場合「**無相関である**」といえます．

ρがどんな値をとると「やや相関がある」といえるかというような，相関の程度を表す場合は，ピアソンの積率相関係数と同様に考えるとよいでしょう（130ページ表3参照）．

QUIZ

以下の○に適当な言葉を入れてください．

陸上の短距離走で，100m走と200m走に出場する選手が何人かいたとしましょう．「100m走で成績のよい選手は200m走でも成績がよい」かどうか，相関分析をしてみることにします．このとき，何秒で走ったのかという時間データを用いて100m走と200m走の関係を分析する場合は，○○○○○○○相関係数の分析をし，何位だったかというデータを用いて100m走と200m走の関係を分析する場合は，○○○○○○○相関係数の分析をします．

答は161ページ

4 名前で分析!?
クラメールの関連指数

名義尺度のデータの相関関係を調べる場合，χ^2検定の分割表による検定と同じように，理論値と実測値の差からクラメールの関連指数を求めて分析する．
尺度ごとに異なる相関分析の方法を整理しよう．

これまで相関に関する分析は，正規分布に従う数値データどうしの場合は**ピアソンの積率相関係数**を，順位データどうしを分析する場合は**スピアマンの順位相関係数**を用いることを学習しました．

あと残された尺度は名義尺度です．ここではその**名義尺度どうしの相関分析**について説明することにしましょう．

表1 クラメールの関連指数は名義尺度どうしを扱う

数　値 (定量データ)	比例尺度
	間隔尺度
事　実 (定性データ)	順序尺度
	名義尺度

基本的な考え方は適合度の検定と同じ

順位相関ではサッカーのJリーグを例題に説明しました．ここでもいくつかのサッカーチームに登場してもらいましょう．

さて，Jリーグは若者を中心に人気がありますが，小学生から大学生までを考えたとき，人気のチームはすべての年齢層において同様でしょうか．たとえば，東京ヴェルディは小学生などの年齢層に多くのファンをもち，清水エスパルスは20歳前後の若者に人気があるなど，年齢層によって好きなチームが異なることが予想されます．

ここで扱う要因は，サッカーのチーム名と年齢層（小学生，中学生，高校生，大学生）という名義尺度で，名義尺度どうしの関係を分析しようというものです．

表2はJリーグ5チームを提示して，どのチームのファンかを小学生，中学生，高校生，大学生に聞いた，いわば投票結果で，必ずこの5チームのどれか1つに投票したものです．ただし，これはあくまでも**クラメールの関連指数**を説明するために意図的につくったデータであることを忘れないでください．

実は，このような表を95ページからの**分割表による適合度の検定**で用いたことがありました．ここでも，ほぼ同じ考え方で分析します．

分割表による検定は**実測値と期待値のギャップを分析する**ことから始まりました．同様に計算を進めてみましょう（クラメールの関連指数

■要因
データにバラツキをもたらす原因のすべて．

■同じ考え方
パソコンの統計パッケージには，分割表によるχ^2検定と対になって，クラメールの関連指数の分析が行われるものもある．

の場合，期待値よりも理論値の方が言葉として適当なので，以後「理論値」と表現します）．

年齢層での人気の違いは？──クラメールの関連指数

1 理論値の算出

まず，理論値を計算します．

たとえば，清水エスパルスの高校生のファンは52人です．これは実測値ですが，理論値は何人になるでしょう．

この理論値を算出するためのよりどころは，全体の投票数に対して

　　① 高校生の投票の割合がどのくらいか

そして全体の投票数に対して

　　② 清水エスパルスの投票の割合がどのくらいか

というデータです．

表3に示す高校生の計と清水エスパルスの計，および全体の合計が理論値のもとになります．この表のとおり，高校生の投票の割合は，全体の521票のうち138票です．したがって

　　① $\dfrac{138}{521}$

　　② $\dfrac{109}{521}$

となります．

この2つの割合を掛け合わせると，高校生で清水エスパルスに投票した人の割合，すなわち表3に示した青部分の割合が求められます．この値は全体の521票に対する割合ですから，この欄の理論値は

　　　　①高校生の割合×②清水エスパルスの割合×全投票数

つまり

$$\dfrac{138}{521} \times \dfrac{109}{521} \times 521 = 28.87$$

となります．このようにして，すべての欄の理論値を計算すると，表4のようになります．

2 実測値と理論値との差

次に**実測値と理論値の差**を計算します．つまり，表2の各欄の値から表4の各欄の値を引き，表5をつくります．このギャップが小さければ小さいほど年齢層とチームの相関は小さく，どこをとっても同じ傾向

表2 データ（実測値）

チーム	東京	清水	横浜	広島	鹿島	計
小学生	71	19	31	7	17	145
中学生	16	15	18	9	46	104
高校生	15	52	25	19	27	138
大学生	23	23	56	15	17	134
計	125	109	130	50	107	521

表3 理論値の計算　←　$\dfrac{年齢層}{全投票数} \times \dfrac{チーム}{全投票数} \times 全投票数$

チーム	東京	清水	横浜	広島	鹿島	計
小学生						145
中学生						104
高校生						138
大学生						134
計	125	109	130	50	107	521

表4 理論値

チーム	東京	清水	横浜	広島	鹿島	計
小学生	34.79	30.34	36.18	13.92	29.78	145.00
中学生	24.95	21.76	25.95	9.98	21.36	104.00
高校生	33.11	28.87	34.43	13.24	28.34	138.00
大学生	32.15	28.03	33.44	12.86	27.52	134.00
計	125.00	109.00	130.00	50.00	107.00	521.00

表5 実測値－理論値　←　表2－表4

チーム	東京	清水	横浜	広島	鹿島	計
小学生	36.21	−11.34	−5.18	−6.92	−12.78	0.00
中学生	−8.95	−6.76	−7.95	−0.98	24.64	0.00
高校生	−18.11	23.13	−9.43	5.76	−1.34	0.00
大学生	−9.15	−5.03	22.56	2.14	−10.52	0.00
計	0.00	0.00	0.00	0.00	0.00	0.00

表6　(実測値−理論値)^2　← (表5)^2

チーム	東京	清水	横浜	広島	鹿島	計
小学生	1311.25	128.50	26.84	47.82	163.31	1677.72
中学生	80.14	45.67	63.20	0.96	607.18	797.16
高校生	327.95	534.93	89.00	33.13	1.80	986.81
大学生	83.72	25.35	509.15	4.58	110.67	733.47
計	1803.05	734.45	688.18	86.50	882.97	4195.16

表7　$\dfrac{(実測値−理論値)^2}{理論値}$　← $\dfrac{(表5)^2}{表4}$ つまり $\dfrac{表6}{表4}$

チーム	東京	清水	横浜	広島	鹿島	計
小学生	37.692	4.236	0.742	3.437	5.484	51.590
中学生	3.212	2.099	2.436	0.096	28.428	36.270
高校生	9.905	18.528	2.585	2.502	0.064	33.583
大学生	2.604	0.904	15.228	0.356	4.022	23.113
計	53.412	25.767	20.990	6.391	37.997	144.557

← 行の計と列の計の交点 = χ^2値

表8　χ^2値が最大になる最も偏った状態（1つの例）

チーム	東京	清水	横浜	広島	鹿島	計
小学生	145	0	0	0	0	145
中学生	0	104	0	0	0	104
高校生	0	0	138	0	0	138
大学生	0	0	0	134	0	134
計	145	104	138	134	0	521

ということになります．

　一方，このギャップが大きければ大きいほど何らかの相関，たとえば小学生は東京ヴェルディのファンが多いというようなカタヨリがあることがわかります．そこで，このギャップを足し合わせれば，相関関係がみえてきそうです．

　しかし，**表5**のとおり，この値を合計すると0になってしまいます．ここで，14ページを思い出してください．カタヨリを計算するアイデアとして**偏差**という考え方がありました．

　偏差は，平均からのそれぞれのデータのカタヨリを表していて，バラツキを表すのに大変都合がよかったのですが，すべての偏差を足し合わせると，0になってしまうので，偏差の**平方**という考え方が登場しました．

　ここでも同様に考えて**表5**の各欄の値を**2乗**しましょう（**表6**）．

3 クラメールの関連指数の算出

実測値と理論値のギャップを計算するとき，たとえば小学生の東京ヴェルディファンの理論値34.79と，中学生のサンフレッチェ広島ファンの理論値の9.98では，理論値と実測値の差が1人であったとしたら，1人あたりの影響力（重み）は前者が $\frac{1}{34.79}$，後者が $\frac{1}{9.98}$ で，1人あたりの重みがだいぶ違います．そこで**重みをそろえる必要があります**．

具体的には，ベースとなる理論値（表4の各欄の値）で，表6の各欄の値を割ります（表7）．

表7の行の計と列の計の交点は，以前学習した χ^2 値にほかなりません．

しかし，ここではこの値を2つの要因の関係を示すために計算しました．関係とは，ピアソンの積率相関係数や，スピアマンの順位相関係数のような関係です．これらの係数の場合，それぞれの相関係数が－1から＋1の範囲に入るように規準化を行い，相関の程度をわかりやすく表現していました．ここでも同様に規準化をすることにします．

規準化とは，その値がとりうる**最大の値で割る**ことでした．この χ^2 の値が最大になるときは，たとえば高校生は横浜F・マリノスのみに投票し，大学生はサンフレッチェ広島のみに投票するというように，もうこれ以上カタヨリの状態がないほど偏っている場合です（表8）．

表8の場合の χ^2 値は，表2から表7の計算過程をたどると1563になり，この最も偏った状態の χ^2 は式で

式1 $\quad N(N_{min}-1)$

と表すことができます．このとき，N はデータの総合計で，この例では $N=521$ です．また，N_{min} は行数と列数の小さい方の値で，この例では4行5列のデータ表なので $N_{min}=4$ です．計算してみると

$$N(N_{min}-1) = 521 \times (4-1) = 521 \times 3 = 1563$$

で，χ^2 を計算する過程で算出される値と一致します．

これまでの計算をまとめると，式2のようになります．q^2 は**クラメールの関連指数**とよばれ，名義尺度どうしの相関関係を表しています．

式2 $\quad q^2 = \dfrac{\sum_{i=1}^{n} \dfrac{(実測値 - 理論値)^2}{理論値}}{N(N_{min}-1)}$

重みを
そろえます

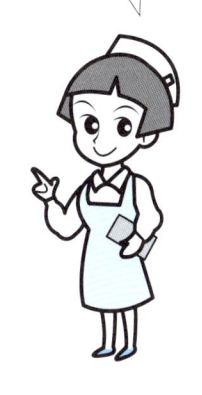

■ χ^2 値
χ^2 の計算式は
$\dfrac{(実測値 - 期待値)^2}{期待値}$
の行と列すべての合計．
98ページ参照．

規準化します

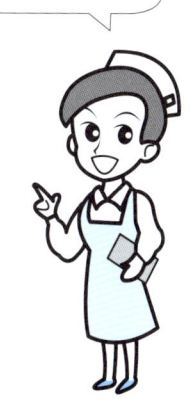

この式に，この例の値を代入してみると

$$q^2 = \frac{144.557}{1563} = 0.0925$$

となります．ここで，一般的にはこの値の平方根を求め，単位を元に戻すと，$q = 0.30$ となります．したがって，**やや相関がある**といえるでしょう．この関係のおおもとは χ^2 の値です．

つまり，表7の**値が大きい欄**が q^2 に強く貢献し，相関を示しているのです．よって，小学生の東京ヴェルディびいきや中学生の鹿島アントラーズびいきがわかります．

また，表5の実測値と理論値のギャップがマイナスで大きいのは高校生の東京ヴェルディファンで，表7では9.905です．つまり，マイナス側のカタヨリとして χ^2 値を高くしていますので，高校生の東京ヴェルディぎらいということがいえます．

表7から高校生は清水エスパルスびいきといえますので，高校生はいわゆる人気というより実力でひいきが決まっていると考えられます．

ここで，Ｊリーグファンの方のために，いま一度確認しておきますが，以上のデータはクラメールの関連指数を説明するための意図的なものですのであしからず．

QUIZ

以下の○に適当な言葉を入れてください．

クラメールの関連指数の分析は，○○○の検定の分割表による検定とほぼ同じです．ただ，χ^2 値そのものの大きさをみるのではなく，2つの要因の関係をピアソンやスピアマンの係数と同様な表現にしています．そこで，計算される値が－1から＋1の範囲になるように，クラメールの関連指数も○○化をし，とりうる最大値で χ^2 値を割っているのです．

答は161ページ

5 性質の違うデータを分析する
相関比

尺度の異なるデータでも，バラツキから相関比を求めたり，次元を統一するために一方の尺度をもう一方の尺度と「みなす」（変換する）ことにより，相関関係を分析できる．ただし，尺度を変換する場合は，そのリスクを忘れてはならない．

　比例尺度と間隔尺度は，原点を離れたところで議論すると，ほぼ同様に分析することができました．この条件で比例尺度と間隔尺度をひとまとめに扱うと，**数値データはピアソンの積率相関係数**で，**順序尺度はスピアマンの順位相関係数**で，そして**名義尺度はクラメールの関連指数**により，同じ尺度どうしの相関関係はすべて分析できることがわかりました．ここでは，**異なった尺度どうしの相関関係を分析する**ことにしましょう．

表1　相関比は名義尺度 vs. 数値データを扱う

数　値 （定量データ）	比例尺度
	間隔尺度
事　実 （定性データ）	順序尺度
	名義尺度

数値データ（比例尺度・間隔尺度）と名義尺度の相関分析

　表2は，3人の患者さんの血圧のデータを示しています．それぞれの患者さんのデータにかなりバラツキがありますが，それはこの分析方法を説明しやすくするためです．

　さて，この3人の血圧に差があるでしょうか．3人の患者A，B，Cは名義尺度です．列の数字は測定の回数で，尺度を表しているわけではありません．データは血圧ですから，数値データであり比例尺度です．つまり，患者と血圧との関係性をみようというわけですから，**名義尺度と比例尺度の関係性の分析**です．

相関比

相関比の考え方

　基本的な考え方はこれまでの分析と同様です．バラツキ（変動）を頼りに，患者と血圧との関係性をみていきます．式1が両者の関係性を示す**相関比**の計算式です．

表2 データ（血圧：mmHg）

$n=7$

	1	2	3	4	5	6	7	平均	全平均
患者A	155	148	151	161	147	149	153	152	171
患者B	175	164	178	159	156	173	178	169	
患者C	180	205	192	183	195	200	189	192	

表3 血圧のバラツキの大きさ　←　各データ－全平均(171)　←　偏差

	1	2	3	4	5	6	7	全合計
患者A	−16	−23	−20	−10	−24	−22	−18	0
患者B	4	−7	7	−12	−15	2	7	
患者C	9	34	21	12	24	29	18	

表4 （血圧のバラツキの大きさ）^{2}　←　(表3)^2　←　偏差平方

	1	2	3	4	5	6	7	全合計
患者A	256	529	400	100	576	484	324	6768 ← 全体の変動（式1の分母）
患者B	16	49	49	144	225	4	49	
患者C	81	1156	441	144	576	841	324	

←　各患者の平均

表5 誤差のない場合の血圧測定の結果

	1	2	3	4	5	6	7
患者A	152	152	152	152	152	152	152
患者B	169	169	169	169	169	169	169
患者C	192	192	192	192	192	192	192

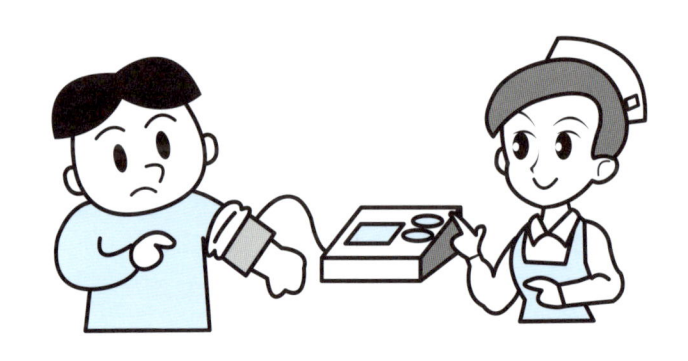

式1

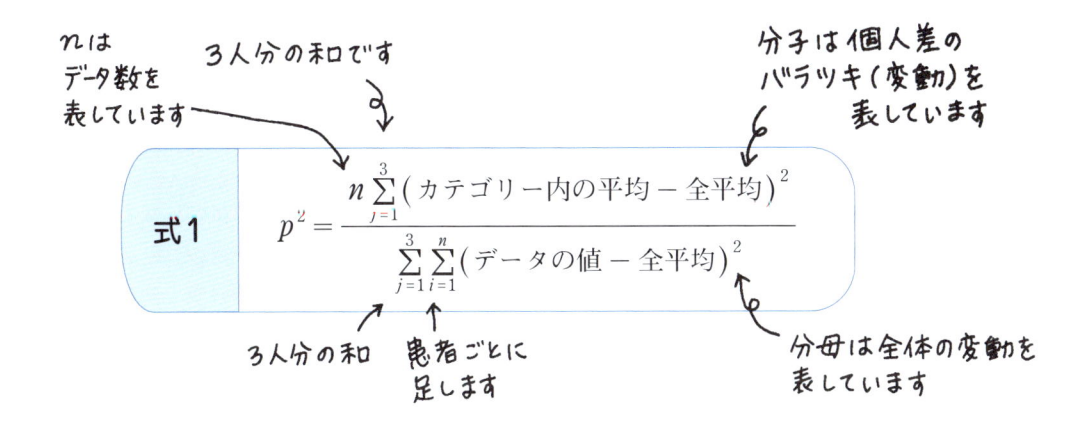

$$p^2 = \frac{n \sum_{j=1}^{3} (\text{カテゴリー内の平均} - \text{全平均})^2}{\sum_{j=1}^{3} \sum_{i=1}^{n} (\text{データの値} - \text{全平均})^2}$$

- nはデータ数を表しています
- 3人分の和です
- 分子は個人差のバラツキ（変動）を表しています
- 3人分の和
- 患者ごとに足します
- 分母は全体の変動を表しています

カテゴリーとは，この例の場合，患者です．nは1つのカテゴリーに含まれる**データの数**で，この場合は7です．

分子は全平均に対するカテゴリー内の平均，つまり各患者の血圧の平均の偏りを表しています．カテゴリー内の**平均の偏差平方和**というわけです．

これに対して分母は，全平均に対する各データの**偏りを表す偏差平方和**です．いい換えると，分母は個人差と誤差を合計した，いわゆる**全体の変動**を表します．

この両者の**比**をもって，関係性を表そうというわけです．

もし，血圧の個人差がなかったとしたらどうでしょう．個人の血圧の平均と全平均とが限りなく等しいことになります．この場合，分子のカテゴリー内の平均の偏差平方和は，限りなく0に近づくので，両者の比も限りなく0に近づくことになります．

逆に血圧の個人差があったとしたら，分子のカテゴリー内の平均の偏差平方和は大きくなります．その大きさの程度で相関比が変化しますので，血圧の個人差の程度が表せるわけです．

つまり**相関比**とは

$$\text{相関比} = \frac{\text{個人のバラツキ}}{\text{全体のバラツキ}}$$

となり，全体のバラツキに対する個人のバラツキの割合のことになります．

■ 計算方法

表2のデータを用いて具体的に相関比を求めてみましょう．ここで，表2の内容をもう一度確認します．患者Aの血圧の平均は152 mmHg，患者Bは169 mmHg，患者Cは192 mmHgです．すべてのデータの平均である全平均は171 mmHgです．

表6 患者個人のバラツキの大きさ　←表5－171（全平均）

	1	2	3	4	5	6	7	全合計
患者A	−19	−19	−19	−19	−19	−19	−19	
患者B	−2	−2	−2	−2	−2	−2	−2	0
患者C	21	21	21	21	21	21	21	

表7 （患者個人のバラツキの大きさ)²　←（表6)²

	1	2	3	4	5	6	7	全合計
患者A	361	361	361	361	361	361	361	
患者B	4	4	4	4	4	4	4	5642
患者C	441	441	441	441	441	441	441	

個人差の変動を表し，式1の分子になります

　まず，各データから全平均の171を引いて，データのバラツキ具合，つまり**偏差**を計算します（表3）．次に，この偏差を2乗して**偏差平方**を求めると，求めるべき**偏差平方和**は，全合計の欄の6768となります（表4）．

　これで，全平均からの各データのバラツキ具合，つまり**全体のバラツキ（変動）**が表現できました．

　さて，全平均に対する患者個人のバラツキ具合はどうでしょう．わかっていることは表2の内容のみなので，**各患者の平均値（表2）が理論値**となります．したがって，もし誤差なく血圧を測ることができたなら，表2の各患者の平均値が理論的には毎回測定される血圧となり（表5），患者Aはいつ測っても152 mmHgとなるはずです．この各患者の平均（理論値）と全平均との差が，求めるべき**個人の効果**ということになります．

　表5のデータから**全平均**である171をそれぞれ引きます（表6）．偏差ですから当然すべて足すと0になります．

　表6のデータを2乗してカテゴリー内の**平均の偏差平方**を求めると，**偏差平方和**は全合計の欄の5642になります（表7）．この値と，全平均からの各データのバラツキ具合である6768を式1に代入します．この例の場合，n は1つのカテゴリーに含まれるデータの数なので7ですが，すでに全合計を計算しているので，$\sum_{j=1}^{3}$（カテゴリー内の平均－全平均)² を7倍する必要はなく，分子が全合計の5642になります．したがって

全体の変動が求まりました

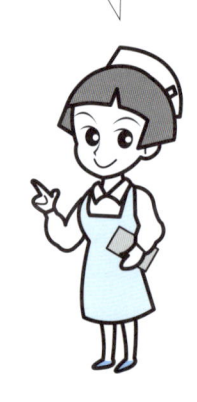

$$p^2 = \frac{n \sum_{j=1}^{3} (\text{カテゴリー内の平均} - \text{全平均})^2}{\sum_{j=1}^{3} \sum_{i=1}^{n} (\text{データの値} - \text{全平均})^2}$$

$$= \frac{5642}{6768} = 0.83$$

となります．ここで，相関係数と対応させるためにこの値の平方根を求め単位をそろえると

$p = 0.91$

となります．したがって，強い相関があるといえます（130ページ表3参照）．

> 個人の変動が求まりました

ほかの視点からの分析

相関比と同様に患者の差を分析する方法があります．以下の2つの方法を紹介しましょう．

平均値の差の検定

平均値の差の検定をすることで，患者間の血圧の差を分析することができます．まず，各患者の組み合わせAとB，AとC，BとCの3組の**分散比**を求め，**等分散性**であることを確認します．この例の場合，すべての組み合わせに等分散性が確認されています．

次に，いわゆる t 検定を行い，**平均値に差があるかどうか**分析します．AとBの統計量 t_0 は4.32，AとCの t_0 は10.43，BとCの t_0 は4.75で，それぞれ有意水準1％で有意差が認められました．t 検定の統計量の計算については63ページを参照してください．

分散分析

分散分析は，検定を応用した分析ですが，実は相関比と分散分析は，ほぼ同様な計算過程を経て求められます．

相関比の場合

$$\text{相関比} = \frac{\text{個人のバラツキ}}{\text{全体のバラツキ}}$$

という比でしたが，同じ分析目的でこれを分散分析の考え方に従って書き換えると

■ 分散分析
姉妹書『解析編』で詳説．

$$不偏分散比\,(F_0) = \frac{個人のバラツキ}{誤差}$$

ということになります．3つのバラツキの関係は，式2に示すとおりです．

> **式2**　全体のバラツキ＝個人のバラツキ＋誤差

144ページ表2のデータにおいて，因子が患者で，7回の測定をくり返しと考え，統計パッケージを利用して分散分析（1元配置法）を用いて分析すると，分散分析表は表8のようになります．

これによって因子と全体変動の偏差平方和が相関比の分析結果と同じであることがわかります．

また，検定結果は1％の有意水準で患者の効果が認められ，患者により血圧が異なることがわかります．

相関比の分析は，名義尺度と数値データ（比例尺度，間隔尺度）の相関関係をより具体的に分析することができます．また，分析そのものも単純でわかりやすいのですが，平均値の差の検定や分散分析法を用いても同様の分析ができました．

わかりやすさの観点からは相関比がおすすめですが，分析法の検出力という観点からは平均値の差の検定や分散分析法をおすすめします．まずは簡単な方法を習得してから，検出力の高い方法を選ぶとよいでしょう．

また，最近の統計パッケージは，オプションとして相関比を計算するものもあるので，考え方を知っていると，分析結果を読むのに役立つでしょう．

■ 因子
データにバラツキをもたらす主な原因．

■ くり返し
実験を同じ条件で複数回行うこと．

表8　分散分析表

要因	偏差平方和	自由度	不偏分散	F値	判定
因子	5642.0	2	2821.0	45.1	**
誤差	1126.0	18	62.6		
全体変動	6768.0	20			

足したものが全体変動です

**：1％有意

「みなす」ということ

　これまで，相関分析に関しては，比例尺度と間隔尺度はひとまとめにして数値尺度（数量データ）として扱っていました．したがって，数値尺度，順序尺度と名義尺度の3つの尺度の組み合わせのうち，残された尺度の組み合わせは**数値尺度と順序尺度**，および**順序尺度と名義尺度**です．これから，この2つの組み合わせの相関関係について分析することにしましょう．

　実は，数値尺度と順序尺度，あるいは順序尺度と名義尺度をそのまま比べて相関関係を分析することはできません．**尺度の違いにより次元が異なるので，次元をそろえる必要があります**．分析できる尺度の組み合わせにするため，一方の尺度をもう一方の尺度と「みなして」，尺度を統一して分析することになります．

表9　「みなす」ことで順序尺度 vs. 数値データを扱う

数　値 （定量データ）	比例尺度
	間隔尺度
事　実 （定性データ）	順序尺度
	名義尺度

数値尺度と順序尺度の組み合わせの場合

① 順序尺度を数値尺度として扱う

　1つの方法として，順序尺度を数値尺度として扱います．順序尺度は数字で表現できますが，等価性がない，あるいは等価性が保証できないので，四則演算をすることができませんでした．

　しかし，もしかしたら，等価性がある場合もあるわけです．つまり，等価かどうかという情報が欠落している間隔尺度と考えることができます．そこで，**等価であると仮定して順位のデータを間隔尺度とみなして**扱います．そうなると，数値尺度どうしの相関分析ですから，**ピアソンの積率相関係数**を算出すれば，相関関係が分析できるというわけです．

　この場合，順序尺度を数値尺度として「みなして」いますので，数値尺度にみなしたときの**誤差が必ずある**と考えなければなりません．したがって，「みなす」ことによる誤差を頭に入れて，分析結果を解釈します．

　しかし，どの程度その誤差を考慮するかの規準はありません．分析者の判断ということになります．つまり，判断を誤るリスクを自分で負うということです．

② 数値尺度を順序尺度とみなす

　もう1つの方法として，数値尺度を順序尺度とみなすこともできます．

> 数値尺度（間隔尺度）どうしとみなせばピアソンの積率相関係数（123ページ），順序尺度どうしとみなせばスピアマンの順位相関係数（131ページ）が使えます

数値尺度ですから，必ず順位をつけることができます．

たとえば，血圧という数値尺度の場合，血圧の高い順，体重の場合では重い順，という具合です．

こう考えて，順序尺度どうしの**スピアマンの順位相関係数**を算出すれば，相関関係が分析できます．この場合，「みなす」とはいえ，得ている情報の範囲内の話なので，数値尺度から順序尺度への**変換による誤差はない**と考えられます．

もちろん，測定誤差はありますので，元データの数値の誤差により，順位が入れ替わることはありえます．

表10 「みなす」ことで名義尺度 vs. 順序尺度を扱う

数 値 （定量データ）	比例尺度
	間隔尺度
事 実 （定性データ）	順序尺度
	名義尺度

順序尺度と名義尺度の組み合わせの場合

この場合も同様に**順序尺度を数値尺度とみなして**扱います．つまり，間隔尺度と名義尺度の組み合わせになり，**相関比**が利用できます．この場合も「みなした」**誤差**を頭に入れておく必要があります．

また，順序尺度は，1番という人，2番という人，3番という人というように，名義尺度としても扱えます．したがって，**順序尺度を名義尺度と考えて**，名義尺度どうしの分析とすれば，**クラメールの関連指数**を用いることができます．

この場合，「みなす」というよりは，本来もっている**順位という情報を捨てて**，名義という情報のみで分析することになります．

間隔尺度 vs. 名義尺度とみなせば相関比（143ページ），名義尺度どうしとみなせばクラメールの関連指数（137ページ）が使えます

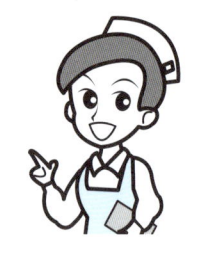

「みなした」場合の相関関係の分析

数値尺度と順序尺度の組み合わせの場合

表11は，10人の患者さんの血圧の高い順位と，体重のデータを表しています．

血圧の高い順位がわかっているということは，具体的に血圧を測定しているはずですが，たまたま血圧という比例尺度のデータがなく，順位のみわかっている状態です．体重に関しては，比例尺度でデータがとれています．

ここで，血圧の高い順位を，順位データとしてではなく，**数値データとして**扱うわけです．順位1位の2倍が2，その2倍が4という具合に順位の間の間隔が**等価**だとみなして表12の分析表を作成します．**ピアソンの積率相関係数**を算出するので

$$\sum_{i=1}^{10}(x_i-\overline{x})^2, \ \sum_{i=1}^{10}(y_i-\overline{y})^2 \ \text{および} \ \sum_{i=1}^{10}(x_i-\overline{x})(y_i-\overline{y})$$

の3種類の数値が算出できれば，r が求まります．表12の値を式3に代入すると

式3　$$r = \frac{\sum_{i=1}^{10}(x_i - \bar{x})(y_i - \bar{y})}{\sqrt{\sum_{i=1}^{10}(x_i - \bar{x})^2 \cdot \sum_{i=1}^{10}(y_i - \bar{y})^2}}$$

← 123ページの式3と同じ

$$r = \frac{-120}{\sqrt{82.5 \times 550}} = -0.56$$

表11　血圧の高い順位と体重のデータ

患者	血圧の高い順位	体重（kg）
A	1	79
B	2	69
C	3	83
D	4	70
E	5	65
F	6	57
G	7	67
H	8	73
I	9	61
J	10	66

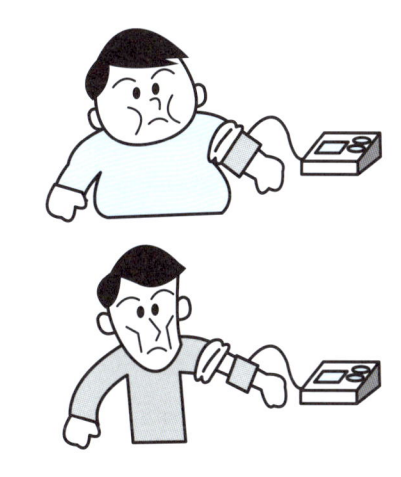

表12　分析表（順序尺度と間隔尺度）

患者	血圧の高い順位			体重			
	x_i	$x_i - \bar{x}$	$(x_i - \bar{x})^2$	y_i	$y_i - \bar{y}$	$(y_i - \bar{y})^2$	$(x_i - \bar{x})(y_i - \bar{y})$
A	1	−4.5	20.25	79	10	100	−45
B	2	−3.5	12.25	69	0	0	0
C	3	−2.5	6.25	83	14	196	−35
D	4	−1.5	2.25	70	1	1	−1.5
E	5	−0.5	0.25	65	−4	16	2
F	6	0.5	0.25	57	−12	144	−6
G	7	1.5	2.25	67	−2	4	−3
H	8	2.5	6.25	73	4	16	10
I	9	3.5	12.25	61	−8	64	−28
J	10	4.5	20.25	66	−3	9	−13.5
合計 平均	55 $\bar{x} = 5.5$	0	82.5	690 $\bar{y} = 69$	0	550	−120

となり，**負の相関関係**があるといえます．血圧の高い順に1から順位をつけているので，血圧が高い患者は順位を表す（数値データとみなした）値が小さく，血圧の低い患者はこの値が大きくなります．

したがって，マイナスの相関関係ということは，体重の重い患者は血圧が高く（みなした数値が小さい），体重の軽い患者は血圧が低い（みなした数値が大きい）という相関関係がありそうだということがわかります．

■ 順序尺度と名義尺度の組み合わせの場合

表13は，ある病棟の新人看護師3名の超過勤務の状況を，ある期間ごとに5回調べ，3名のなかでの超過勤務の多い順位を求めた結果です．この順位を**数値データとみなして**，**相関比**を求めます．

相関比を求めるには

$\sum$（カテゴリー内の平均−全平均）^{2} と $\sum\sum$（データの値−全平均）^{2}

を算出します．表13の右側の欄のとおりカテゴリー内の平均と全平均を計算すると

$\sum$（カテゴリー内の平均−全平均）^{2}
$= (1.6-2)^2 + (2-2)^2 + (2.4-2)^2 = 0.32$

となります．

次に，各データから全平均2を引きます（表14）．そして表14の値を2乗し，計を求めます（表15）．これで$\sum\sum$（データの値−全平均）^{2}が算出できました．求めた値を式4に代入すると

式4
$$p^2 = \frac{n \sum_{j=1}^{3}（カテゴリー内の平均 - 全平均）^2}{\sum_{j=1}^{3}\sum_{i=1}^{5}（データの値 - 全平均）^2}$$

← 相関比の計算

$$p^2 = \frac{5 \times 0.32}{10} = 0.16$$

となります．単位を合わせるため平方根を計算すると

$$p = 0.4$$

となり，**弱い相関関係**がありそうだということがわかります（130ページ表3参照）．表13のカテゴリー内の平均をみると，相対的に看護師Aは超過勤務が多く，看護師Cは超過勤務が少ないことがわかります．

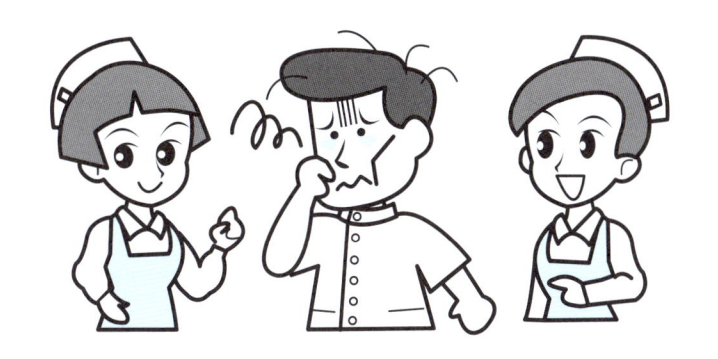

表13 超過勤務の順位データ

看護師	調査ごとの順位					カテゴリー内平均	全平均
	1回目	2回目	3回目	4回目	5回目		
A	1	1	2	3	1	1.6	
B	3	2	1	2	2	2.0	2
C	2	3	3	1	3	2.4	

表14 データ－全平均 ← 各データ－2

看護師	調査ごとの順位					計
	1回目	2回目	3回目	4回目	5回目	
A	−1	−1	0	1	−1	
B	1	0	−1	0	0	0
C	0	1	1	−1	1	

表15 （データ－全平均）^{2} ← （表14）^{2}

看護師	調査ごとの順位					計
	1回目	2回目	3回目	4回目	5回目	
A	1	1	0	1	1	
B	1	0	1	0	0	10 ← 式4の分母
C	0	1	1	1	1	

残された尺度の組み合わせでは,「みなす」という**尺度の変換**により,これまで学習した分析方法を用いて,それぞれ**相関関係を分析**することができました.

　しかし,順序尺度を数値尺度とみなす場合,欠落している情報をあくまでも推測するという,誤差を含んだ分析であることを忘れてはいけません.「みなす」ことにより分析を誤り,意思決定を誤る可能性を常に考えなければならないのです.いわゆる,**リスクを負った分析**ということです.

　一方,数値尺度を順序尺度と考える場合,「みなす」という表現は適当ではありませんが,もちうる情報の一部だけを使って分析するということになります.この場合,分析に用いる情報量が少なくなるので,分析力が弱まることを考慮する必要があるでしょう.ただし,尺度変換による誤差はないわけですが.

QUIZ

以下の〇に適当な言葉を入れてください.

1. 相関比の分析は,今回の例を用いると

　　〇〇のバラツキ
　　―――――――
　　〇〇のバラツキ

という比を使って相関関係を分析しようというものでした.つまり,〇〇のバラツキの一部である〇〇のバラツキが,割合として大きければ〇〇の効果があるというわけです.

2. 分析上,順序尺度を数値尺度とみなす場合,判断を誤るかもしれないという〇〇〇を負っていると認識することが大切です.一方,数値尺度を順序尺度と考える場合は,判断を誤る〇〇〇は負っていないが,データの情報を十分に使っていないので,〇〇〇が弱まっていることを理解する必要があります.

答は161ページ

● 2つのグループの相関分析を確認しましょう ●

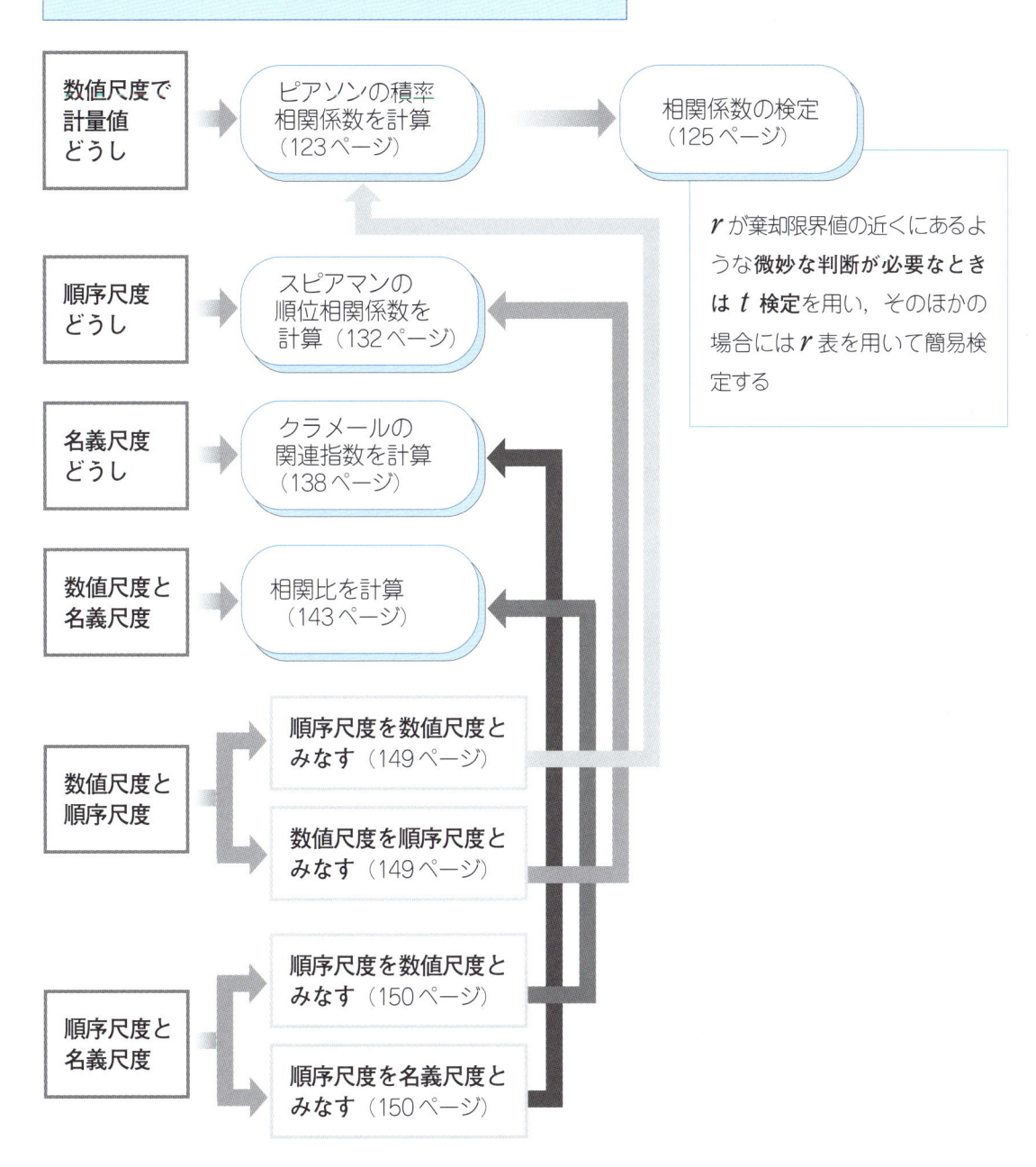

```
数値尺度で      ピアソンの積率           相関係数の検定
計量値     →   相関係数を計算    →    （125ページ）
どうし         （123ページ）
```

r が棄却限界値の近くにあるような**微妙な判断が必要なとき**は t **検定**を用い，そのほかの場合には r 表を用いて簡易検定する

```
順序尺度        スピアマンの
どうし     →   順位相関係数を
                計算（132ページ）

名義尺度        クラメールの
どうし     →   関連指数を計算
                （138ページ）

数値尺度と      相関比を計算
名義尺度   →   （143ページ）

数値尺度と  →  順序尺度を数値尺度と
順序尺度        みなす（149ページ）
            →  数値尺度を順序尺度と
                みなす（149ページ）

順序尺度と  →  順序尺度を数値尺度と
名義尺度        みなす（150ページ）
            →  順序尺度を名義尺度と
                みなす（150ページ）
```

4 関連性を探ろう

5 相関比

| まとめ | 本書「基礎編」では，平均値や偏差などの基礎統計の解説から始まりましたが，統計の醍醐味である検定，あるいは，種々の尺度により得たデータ間の関係性を分析する方法など，「基礎編」としては幅広く学習できたと思います．しかし，本書のはじめでも述べたとおり，私たちは統計学者ではないので，怪我をしない程度に統計という道具を使うことができればよいわけです．そのためには，まずは基礎をしっかり固めることだと思います．

さて，"基礎"を学んだら今度は"応用"というのが定石でしょう．本書の姉妹書として「解析編」を用意しています．「基礎編」と同様になるべくわかりやすく解説しているつもりです．「解析編」では，分散分析法という実験計画法や，重回帰分析や因子分析などの多変量解析を解説しています．

QUIZ解答

9ページの答

まず，こんな答はどうでしょう．

「実は，私の姪は今年4月から社会人．だからお年玉をあげる気はもともとなかったのです」

とんちクイズじゃあるまいし！　と思われる方もあるでしょう．この答は，ここで扱ったデータによらない，データ以外の要因によってお年玉の金額が0円になった例です．世の中はこんなこともあるのです．そして，実際のデータ分析では，このような要因も考慮しなければならないのです．

でも，ここではこんな解答は期待していません．このクイズでは，表になっている**ローデータ**（加工されていない生データ）を**視覚化**（ビジュアル化）する発想があったかどうかです．データをグラフ化した方がいらしたら，それで私は満足です．

もう一歩踏み込んで，**プロットした**（グラフのなかにデータの点を書き込むこと）**データの傾向を読んで**お年玉を予想していただけたら，何もいうことはありません．「データの傾向を読む」とは，各データの関係を多角的に頭のなかで分析することなのです．これはもう立派な統計手法の活用といえるでしょう．要点は，**ビジュアル化**と**データを吟味**することでした．

18ページの答

グラム	→	**計量値**
日（時間）	→	**計量値**
個	→	**計数値**
カロリー	→	**計量値**

餅30.5gとか半日（0.5）というように，グラムと日（時間）は小数点以下の数字で表される対象物が実際に存在します．

餅は精度の高い秤で測れば，小数点第何位かまで表現できるでしょう．時間に関しても，その一瞬をさらに半分ずつに分けて……，と限りなく半分ずつに分けることができます．このように**グラムや日（時間）は連続的な値（アナログ値），すなわち計量値**です．

では，餅1個とはどのくらいの餅をいうのでしょう？

目の前の餅1個を半分にしたとしましょう．半分になった餅は0.5個の餅なのか？　もし，判断の規準がさきほどの目の前の餅であれば，餅0.5個といえるでしょう．

しかし，一般的に餅1個の量の定義はありません．半分になった餅は0.5個とは限らないし，

それを新たに1個とよぶことも可能だからです．これは，**個**は計算上，あるいは便宜上，小数点以下で表現されることもありますが，実際には存在しない単位だからです．たとえば**人**や**本**も同じ<u>離散値（デジタル値）</u>，すなわち**計数値**です．<u>平均</u>1.5人分の蒸留水といったとしましょう．1人はよいとして，0.5人はどう表現したらよいのでしょう．まさか人体を半分にするわけにもいきません．3.4本などという注射針も同様に存在しません．

22ページの答

この病院のすべての病室のカーテンの色を決めようというのです．ほかの病院のことを考える必要はありません．全6病棟は成人の病棟です．つまり，大人のことのみを考えればよいわけです．

したがって，母集団は**この病院に入院しているすべての患者**ということになります．もう少し母集団を拡張して考えるならば，その病院に入院する可能性のある，**その病院の医療圏に在住する大人の集団**が母集団となります．

つまり，母集団は，**意思決定する対象となる集団**を定義すればよいのです．その分析による意思決定の影響が及ばない対象を母集団としても意味がありません．

30ページの答

データ群をヒストグラムで表す利点は以下のとおりです．
- データの**分布**の姿を目で見ることができる．
- 大体の**平均**値の位置を目で見ることができる．
- データの**バラツキ**の状況を目で見ることができる．

42ページの答

計量分布である正規分布と指数分布，計数分布である二項分布とポアソン分布の定義の仕方は以下のとおりです．
- 正規分布は，**平均**と**分散**によって定義できる．
- 指数分布は，**平均**によって定義できる．
- 二項分布は，**確率**と**試行数**によって定義できる．
- ポアソン分布は，**平均**件数によって定義できる．

50ページの答

検定において，pH測定のような色見本，すなわち判断規準を決めるためには，各データの**自由度**と判断精度である**有意水準**の情報が必要です．

58ページの答

各データの「自由度」と判断精度である「有意水準」の情報により決められる判断規準を，**棄却**域あるいはその境目を**棄却**限界といいます．

この値は，分散の違いの検定では，数値表の F 表を用いて調べることができます．

81ページの答

1. t 表は，**両側**に棄却域を設けた場合の限界値を示したものが多く，1回の比較で両側検定ができるようになっています．また，F_0 を計算するときに不偏分散の**小さい**方を分母に，**大きい**方を分子にもってくると，棄却域との1回の比較で検定ができ，F 表はそのようにつくられています．

2つのデータ群の違いを調べるためには，**バラツキ**の観点か，**平均値**の観点かにより分析の方法が異なってきます．前者の場合 F 検定をすることになります．後者の場合はウェルチの方法を用いることも1つの方法ですが，いずれにせよ統計的には t 検定をすることになります．

2. 答は，ケース2の「**看護学生のAさんとBさんに，ある人の血圧を10日間測ってもらった**」場合に，「対応のあるデータの平均値の差の検定」をすべきです（下図）．

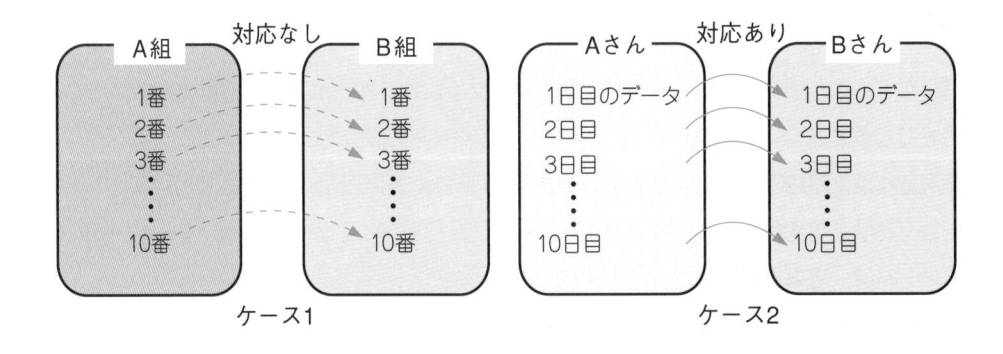

まず，**ケース1**は，出席番号がA組とB組で対応しているようですが，この出席番号は単なる**名義**であり，同じ3番であっても2人の間には関連性はありません．つまり，**対**である理由がないのです．このケースは，「**平均値の差の検定**」をすることになります．ただし，これも復習ですが，その前にF検定をして等分散性を吟味しておく必要があります．

　ケース2では，毎日同じ人の血圧を測るので，一見データが対になっているようにはみえません．しかし，測定対象者の血圧が不安定で，いろいろと**日により変化**するかもしれません．このように測定日による差異が大きい場合，測定日の違いは測定対象者の違いとも考えられます．

　そう考えると，この検定は，測定者AさんとBさんの差を，人（日）による血圧の変動を取り除いて分析する，つまり「**対応のあるデータの平均値の差の検定**」をすべきことがわかります．もちろん，測定データは測定日ごとにAさんBさん間で対応しています．

107ページの答

1. ここで用いている**期待値**という言葉は統計用語で，一般的な「期待」とは少しニュアンスが異なります．一般的には，「心待ちすること」というようによいことを期待しますが，**統計の場合，期待することはよいことばかりではありません**．したがって，実測値と比較する「期待値」の意味は，2)の**データから推測される「出現するであろう値」**のことです．

2. **有意水準**とは**判定の確からしさ**を表しています．つまり，分布の理論値と実測値との差が有意かどうかという判定の確からしさです．

　　したがって，この場合，**判定を誤る確率が1％のような低い（確からしさとしては高い）レベルでは分布の理論値と実測値との間に差がないが，判定を誤る確率が5％のレベルでは差がある**ことを示しています．一般的に有意水準は5％と1％を用いるので，この「5％では有意差があり，1％では差がなかった」場合は，「**有意水準5％で分布の理論値に実測値がフィットしない，つまり正規分布に従わない**」と判断されます．

3. 分割表によるものも含め，適合度の検定は，実測値と理論（期待）値との差を基本とした統計量がχ^2分布に従うことを利用しています．χ^2分布は連続的な分布ですが，この検定で扱うデータは，離散的な**計数**値であるため，この検定はそもそも近似的な分析であるといえます．

4. 答は「**貢献したといえる**」です．データの数はまったく同じなのですが，答え方に「どちらでもない」を加えて3段階にしたことで，まず自由度が大きくなりました．そして，それによって統計量がさらに大きくなったことで，1％の有意水準の棄却限界も統計量が上回ったのです．これは，場合分けを詳細にすることにより，有意差の検出力を大きくしたことになります．

また，F 検定，t 検定あるいは r 表を例にすると，データの数を多くすれば，同様に自由度が大きくなります．これらの検定の場合は，自由度が大きくなると数値表から探す棄却限界値は小さくなるので，統計量が棄却限界値を上回りやすくなります．これも有意差の検出力を大きくすることになります．
　つまり，自由度の増加は検出力の増加を意味し，自由度はデータの数ばかりではなく，データの場合分けにも左右されるということです．

115ページの答

　61ページのデータを用いて解説します．平均値の差の検定では5％の有意水準でA群（東日本）9.5，B群（西日本）8.0の平均値に差があることがわかりました．検定の過程で計算した偏差平方和を用いて，5％の有意水準の区間推定をA，Bそれぞれの群について行うと，A群が8.58～10.42，B群が6.93～9.07となり，2つの群の推定された母平均が重なっていることがわかります．これは，元のサンプルが1％ではなく5％の水準で有意差が見出されていることから，サンプルの情報から重なり部分が大きかったことがわかります．しかし，推定に関する仮説については，1％の有意水準を用いることは，5％の水準より信頼性が高い分，幅が広いということになり，5％の推定値だからといって母平均の重なりが大きくなるわけではありません．つまり，推定の場合は，1％より5％の場合の方が，推定幅が小さくなります．これは，t 表の値を見れば，おわかりいただけると思います．

124ページの答

　たしかに相関分析では，データがペアで用意されていなければなりません．しかし，相関分析（ピアソンの積率相関係数）は，2つの計量値の間でのみできるものです．このケースでは，身長は**計量値**ですが，もう一方の「年」はこの場合**名義尺度**で，**質的データ**ですので**相関分析は行えません**．

130ページの答

　相関係数 r が0.82という一般的に**大きな値だからといって，単純に相関関係ありと判断するのは危険**です．この例題には**判断するための重要な情報**が欠けています．それは**データの数（対の数）**です．データ数が30対くらいだったら，r 表をパッと見れば，相関関係があることがわかります．しかし，データ数が6対だったら，いくら0.82でも有意水準5％で相関関係があ

るとはいえません．また，逆にデータが300対もあったとしたら，相関係数 r が0.11でも有意水準5％で相関があるといえます．ただし，この場合あくまでも相関の強さは，0.11ですが．

136ページの答

陸上の短距離走で，100m走と200m走に出場する選手が何人かいたとしましょう．「100m走で成績のよい選手は200m走でも成績がよい」かどうか，相関分析をしてみることにします．このとき，何秒で走ったのかという時間データを用いて100m走と200m走の関係を分析する場合は，**ピアソンの積率**相関係数の分析をし，何位だったかというデータを用いて100m走と200m走の関係を分析する場合は，**スピアマンの順位**相関係数の分析をします．

142ページの答

クラメールの関連指数の分析は，**適合度**の検定の分割表による分析とほぼ同じです．ただ，χ^2値そのものの大きさをみるのではなく，2つの要因の関係をピアソンやスピアマンの係数と同様な表現にしています．そこで，計算される値が－1から＋1の範囲になるように，クラメールの関連指数も**規準**化をし，とりうる最大値で χ^2 値を割っているのです．

154ページの答

1. 相関比の分析は，今回の例を用いると

$$\frac{\textbf{個人}のバラツキ}{\textbf{全体}のバラツキ}$$

という比を使って相関関係を分析しようというものでした．つまり，**全体**のバラツキの一部である**個人**のバラツキが，割合として大きければ**個人**の効果があるというわけです．

2. 分析上，順序尺度を数値尺度とみなす場合，判断を誤るかもしれないという**リスク**を負っていると認識することが大切です．一方，数値尺度を順位尺度と考える場合は，判断を誤る**リスク**は負っていないが，データの情報を十分に使っていないので，**検出力**が弱まっていることを理解する必要があります．

索 引

欧字

Excel	58
F_0	49
F 検定	51
F 検定の流れ	57
F 表	56
F 分布	53
F 分布と棄却域・採択域	55
i 番目のデータ	15
k	83
$K\varepsilon$	91
l	83
$l \times m$ のデータ表	96
median	18
n	15
N	34
$N(\mu, \sigma^2)$	34
Normal Distribution	34
n 番目のデータ	15
p^2	145
$P\{A\}$	24
population	19
probability	24
q^2	141
r	123, 134
R	22
r_0	128
random sampling	21
range	18
r 表	129
s	22
S	17
s^2	22, 36
sample	19
SD	17
SPSS	58
Standard Deviation	17
$t(\phi, \alpha)$	64
t_0	63
t 検定	59
t 検定の流れ	80
t 表	64
t 分布	63
t 分布による判定	65
V_A	49
Variance	17
$\overline{x}$	16, 22
x_i	15
$x_i - \overline{x}$	16
x_n	15
$\chi^2(\phi, \alpha)$ (カイ)	86
χ^2 検定	82
χ^2 値	141
χ^2 表	87
χ^2 分布	87
μ (ミュー)	22, 34
ρ (ロー)	125
σ (シグマ)	22, 34
σ^2	22, 34
ϕ (ファイ)	48

ア

アナログデータ	13
移項	123
一意	12
一致の度合の検定	82
ウェルチの検定	65, 80
おちる	27
重みをそろえる	141

カ

回帰直線	6
回帰分析	6

確率	24, 38
確率密度関数	34
下限	111
仮説	47
仮説検定	47
片側検定	55, 62
偏りを表す偏差平方和	145
カテゴリー	145
加法性	10
間隔尺度	10
簡便法	101
棄却	47
棄却域	47, 55
棄却域の限界値	49
棄却域を求める	62
棄却限界	55
危険率	48
規準化	84, 122, 133, 141
規準値	92
基礎統計	10, 14
期待値	82
期待値を計算	86
期待値を推定	99
帰無仮説	47
級	27
級の数	27
級の境界値	28
級の限界値の計算	91
級の幅	27
行	96
境界値	28
近似法	101
区間推定	111
グラフ化	6
クラメールの関連指数	118, 137, 141
計数値	13
計数値の検定	82
計数分布	31
計量値	13, 26
計量値と計数値の見きわめ方	14
計量分布	31
限界値	49
限界値の表現方法	56
検定	44
検定精度	101
検定の考え方	44
検定の流れ	46
原点が任意に決められている	11
原点をデータの中心に移動	120
異なった尺度どうしの相関関係	143

サ

採択域	55
散布図	118
サンプリング	19
サンプリング調査	19
サンプル	19, 37
サンプルから母集団を推し量る	111
次元をそろえる	149
試行	37
試行数	37, 38
事実データ	10
事象	24
指数分布	31, 36
実測値	82
実測値と期待値との差を計算	86
実測値と予測値は一致しているか	82
実測値と理論値の対応が2次元（表形式）の場合の検定	95
実測値の分布が正規分布に適合するかどうかの検定	88
尺度	10
尺度の変換	154
自由度	48
順位相関	118, 131
順位相関関係を数量化する	132
順位相関分析	131
順位の積和	132
順序尺度	10, 12
順序尺度と名義尺度の組み合わせ	150, 152
順序尺度の相関関係	131
順序性	10

順序の関係を探る	131
上限	111
情報	2
序数尺度	10, 12
試料	19, 37
信頼確率	111
信頼区間	111
信頼区間の下限	111
信頼区間の上限	111
信頼限界	111
推定	110
推定の流れ	116
数値尺度と順序尺度の組み合わせ	149, 150
数値データ	10
数値表	56
数の性質	10
スピアマンの順位相関係数	131, 134
正規分布	31, 32
正規分布と確率	34
正規分布表	91, 93
性質の違うデータを分析する	143
正の相関	118
積	132
積和	132
積和の中心	132
絶対値	122
全数調査	21
全体の変動	145, 148
相関	118
相関係数	123
相関係数の解釈	130
相関係数の検定	125
相関の強さ	129
相関の強さの程度	122
相関の程度を表す規準	122
相関比	143
相関分析	118

タ

対応のあるデータの平均値の差の検定	71, 81
対応のないデータの平均値の差の検定	59
対応のないデータの平均値の差の検定（ウェルチの検定）	65, 80
代表値	14
対立仮説	47
単位	10, 13
単回帰分析	6
中央値	18, 22
対データの平均値の差の検定	71
対の数	83
釣り鐘状のグラフ	33
定性データ	10
定量データ	10
データ	2
データが対になっている場合の検定	71
データ群の関係	60
データの個数	15
データの性質	10
データのバラツキ	8
データの分布	31
データの分布の幅	18
データの変換	120
データ1つあたりのバラツキ	17
データ表を用いた簡便な分散の算出法	74
データを活用	2
データをグラフで表現する	24
データを視覚化	6, 26
データを整理	6
データをとる	4
データをとる対象	19
データを分類	10
適合	82
適合度	82
適合度の検定	82, 108
デジタルデータ	13
点推定	111
同一性	10
等価性	11
統計学	4
統計的方法	3
統計パッケージ	58

統計量	7, 22
統計量の分布	42
等比性	10
等分散性	51, 60
度数	26
度数分布	26
度数用紙	28

ナ

生データ	6
2×2のデータ表	96
二項分布	31, 37
任意	11
ノンパラメトリック検定	83

ハ

排反	37
バラツキ	7, 15, 44
バラツキが違う	60
バラツキが似ている	60
バラツキに違いはあるか	51
パラメーター	22, 83
パラメトリック検定	83
範囲	18, 22, 27
判断を誤る確率	48
判定する	49
判定の確からしさの確率	48
ピアソンの積率相関係数	118, 123
ヒストグラム	7, 26
評価尺度	7
標準正規分布	91
標準偏差	8, 15, 17, 22
標本	19
標本抽出	21
標本調査	19
標本の決め方	21
標本を表す記号	22
表を作成	5
比例尺度	10, 12, 26
2つのグループに関係はあるか	118
2つのグループの関係を確かめる	125
2つのデータ群の関係	60, 66
2つの要因の関係	141
負の相関	118
不偏分散	49, 54
不偏分散が大きくなる	78
不偏分散比	49
プロット	55, 120
分割表による検定	95, 109
分割表による検定（簡便法）	101, 109
分割表の種類	96
分割表の使用制限	101
分散	17, 22, 44
分散の基本形を変形	75
分散の算出法	74
分散の違いを検定	51
分散比	49
分散分析	147
分散分析表	148
分布のイメージをつかむ	31
分布の適合度の検定	88, 108
平均が大きく違う	60
平均がほぼ同じ	60
平均値	7, 14, 22
平均値に差があるかどうかの分析	59
平均値の差の検定	59
平均の偏差平方和	145
隔たりの表し方	15
偏差	15
偏差平方	16
偏差平方和	17
偏差をまとめる	16
変動	145
ポアソン分布	31, 40
棒グラフ	29
棒柱グラフ	7, 26
補間法	56
母集団	19
母集団を表す記号	22
母数	22, 83, 111
母数のうち実測値から推定したものの個数	83

母相関係数	125
母標準偏差	34
母分散	34, 111
母分散の推定	113, 116
母平均	34, 111
母平均に違いはあるか	59
母平均の推定	111, 116

マ

「みなした」場合の相関関係の分析	150
みなす	149
無作為抽出法	21
無相関	118
無相関検定	125
名義尺度	10, 12
名義尺度どうしの相関分析	137
名義尺度と比例尺度の関係性の分析	143
メジアン	18

ヤ

有意水準	47, 48
要因	137
予測	5

ラ

乱数表	21
ランダム・サンプリング	21, 26, 37
離散的なデータ	13
離散分布	31
両側検定	55, 62
理論値	82
理論値の算出の方法	90
列	96
レンジ	18, 27
連続的なデータ	13
連続分布	31
ローデータ	6

■著者略歴
山田 覚（やまだ さとる）

1987年 東海大学大学院工学研究科経営工学専攻博士課程修了
工学博士
日本アイ・ビー・エム株式会社大和研究所人間工学課,
東海大学健康科学部看護学科非常勤講師兼任を経て
高知県立大学看護学部看護学科教授（看護管理学，災害看護学担当）

本書および姉妹書『医療・看護のためのやさしい統計学　解析編』は，「月刊ナーシング」（学習研究社）1998年1月号から2001年3月号に連載されたものに加筆，修正を加えて刊行されたものです．

医療・看護のためのやさしい統計学　基礎編

2002年 5 月27日　第1刷発行
2019年 3 月25日　第18刷発行

© Satoru Yamada, 2002
Printed in Japan

著　者　山田　覚
発行所　東京図書株式会社
〒102-0072　東京都千代田区飯田橋3-11-19
振替00140-4-13803 電話03(3288)9461
http://www.tokyo-tosho.co.jp/
装幀・イラスト・DTP制作／有限会社 カレイシュ

ISBN978-4-489-00632-6

看護学生・看護職が知りたい統計学
―問題解決への道しるべ―

●山田覚・井上正隆 著―――――――――B5判

ロングセラー『医療・看護のためのやさしい統計学 基礎編』をベースに，看護学・看護の現場で求められる因子分析や重回帰分析，共分散構造分析など実践的な統計手法の解説を加えた看護統計の教科書．看護サービスに求められる問題解決の道筋をわかりやすく示した．また，統計処理の選び方や分析手順が一目でわかるチャートも掲載．

◆◆◆ 4つのポイントで論文を把握する ◆◆◆
医療系研究論文の読み方・まとめ方
――論文のPECOから正しい統計的判断まで

●対馬栄輝 著―――――――――B5判変形

論文を要約するためのスキル（PECO）を身につけることから始め，研究デザインの分類とバイアスの判定，そして後半では初学者が研究論文を読む際に難関となる統計学的な解説を，ほとんど数理的な知識がないことを前提に重点的に解説した。

◆◆◆ 統計の使い方がわかる ◆◆◆
「医療統計」わかりません!!

●五十嵐中・佐條麻里 著―――――――――B5判

感覚的にわからない，「どうしてその式が出てきたの？」「なんでここでこの式なの？」というギモン。答えが出たけれど，「これって何？」。そんな統計が大の苦手なさじょーさんが，あたる先生に率直な質問をぶつけ，統計の考え方を学びます。

わかってきたかも!? 「医療統計」

●五十嵐中・佐條麻里・髙瀬義昌 著―――――――――B5判

「そもそも多重比較ってなんですか？」から始まって，分散分析，重回帰，ロジスティック回帰，生存時間解析，ノンパラメトリック法，感度・特異度までをテーマに会話を繰り広げます。手法の解説だけではなく，統計を使うときに注意しなくてはいけない点も，ていねいに説明しています。